# GASTRITIS KOCHBUCH XXL

UMFASSENDER RATGEBER MIT ÜBER 100 HEILENDEN

REZEPTEN UND MASSGESCHNEIDERTEN

ERNÄHRUNGSSTRATEGIEN FÜR ANHALTENDE BESSERUNG

Carlene Sauer

# Inhaltsverzeichnis

# Einführung

Gastritis ist ein weitverbreitetes Leiden, das Menschen weltweit betrifft und durch eine Vielzahl von Ursachen bedingt ist. Die Symptome können das tägliche Leben stark beeinträchtigen, weshalb ein umfassendes Verständnis der Krankheit und ihrer Behandlungsmöglichkeiten essenziell ist. Besonders die Ernährung spielt eine entscheidende Rolle in der Therapie und Management dieser Bedingung.

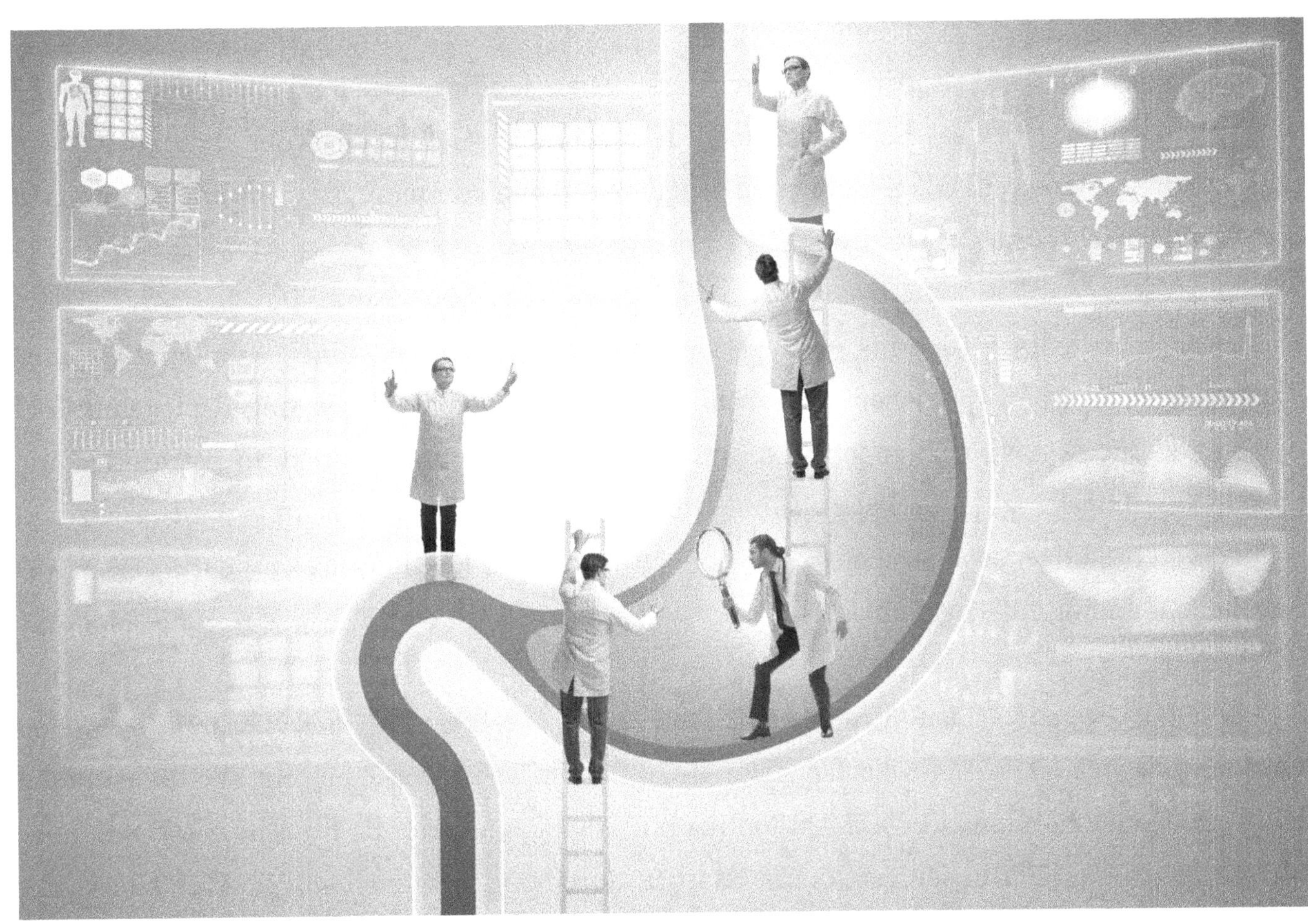

## Ein kurzer Überblick über die Gastritis

Gastritis, ein Begriff, der oft mit Besorgnis und Unbehagen assoziiert wird, beschreibt eine Entzündung der Magenschleimhaut, die zahlreiche Menschen weltweit betrifft. Diese Erkrankung kann plötzlich als akute Form auftreten oder sich allmählich in einer chronischen Manifestation entwickeln. Unabhängig von der Form führt Gastritis oft zu einer Reihe von Symptomen, die die Lebensqualität erheblich beeinträchtigen können.

Die Ursachen der Gastritis sind vielfältig und oft miteinander verwoben. Eine der häufigsten Ursachen ist die Infektion mit Helicobacter pylori, einem Bakterium, das sich in der Magenschleimhaut einnistet und zu Entzündungen führt. Andere Risikofaktoren schließen den übermäßigen Konsum von Alkohol, langfristige Nutzung bestimmter Schmerzmittel wie NSAIDs, sowie Stress und andere Lebensstilfaktoren mit ein. Auch autoimmune Störungen können eine Rolle spielen, bei denen der Körper irrtümlich seine eigene Magenschleimhaut angreift.

Die Symptomatik der Gastritis variiert stark, aber häufig berichtete Beschwerden sind Magenschmerzen, Übelkeit, Erbrechen und ein allgemeines Gefühl der Völle, besonders nach dem Essen. In schweren Fällen kann es zu Magenblutungen kommen, die sich durch Erbrechen von Blut oder schwarzen, teerartigen Stühlen manifestieren.

Die Diagnose einer Gastritis erfolgt in der Regel durch eine Kombination aus Patientengeschichte, körperlicher Untersuchung und gegebenenfalls einer Magenspiegelung, bei der eine kleine Kamera verwendet wird, um die Magenschleimhaut direkt zu betrachten und Proben für Biopsien zu entnehmen. Diese Untersuchungen helfen nicht nur, die Präsenz von Gastritis zu bestätigen, sondern auch, die genaue Ursache der Entzündung zu identifizieren, was für die Behandlung entscheidend ist.

Die Behandlungsmöglichkeiten für Gastritis hängen weitgehend von der zugrunde liegenden Ursache ab. Bei einer Helicobacter pylori-Infektion beispielsweise besteht die Behandlung häufig aus einer Kombination von Antibiotika und Medikamenten, die die Säureproduktion im Magen reduzieren. Für diejenigen, deren Gastritis durch den Gebrauch von NSAIDs verursacht wird, kann das Absetzen dieser Medikamente erforderlich sein, um die Heilung der Magenschleimhaut zu ermöglichen.

Neben der medizinischen Behandlung spielt die Ernährung eine wesentliche Rolle bei der Verwaltung und Heilung von Gastritis. Eine Ernährung, die reich an Antioxidantien ist, wie sie in frischem Obst und Gemüse gefunden werden, kann helfen, die Entzündung zu reduzieren. Ebenso ist es ratsam, irritierende Lebensmittel wie scharfe Gewürze, Kaffee und säurehaltige Speisen zu meiden. Viele Menschen finden auch, dass kleinere, häufigere Mahlzeiten anstelle von großen Mahlzeiten dazu beitragen, ihre Symptome zu lindern.

Die Wichtigkeit einer spezifischen Ernährungsberatung kann nicht genug betont werden, da jeder Mensch unterschiedlich auf verschiedene Lebensmittel reagiert. Ein individuell angepasster Ernährungsplan, der von einem Fachmann entwickelt wurde, kann dabei helfen, die spezifischen Auslöser zu identifizieren und zu vermeiden, und gleichzeitig sicherstellen, dass der Patient alle notwendigen Nährstoffe erhält. Dies ist besonders wichtig, da Gastritis den Nährstoffmetabolismus beeinträchtigen und zu Mangelerscheinungen führen kann.

Durch eine sorgfältige Überwachung und Anpassung der Ernährung, kombiniert mit medizinischer Behandlung, können viele Menschen mit Gastritis effektiv ihre Symptome managen und eine gute Lebensqualität aufrechterhalten. Die Bedeutung dieser ganzheitlichen Betrachtungsweise der Gastritis – eine Mischung aus medizinischer Intervention und ernährungsphysiologischer Umsicht – ist entscheidend für den langfristigen Erfolg in der Behandlung dieser herausfordernden Erkrankung.

Mit diesen Informationen als Grundlage bietet das vorliegende Buch einen umfassenden Leitfaden, der darauf abzielt, Betroffenen nicht nur zu helfen, ihre Krankheit besser zu verstehen, sondern ihnen auch praktische Werkzeuge an die Hand zu geben, um ihren Zustand aktiv zu managen. Der folgende Abschnitt wird sich darauf konzentrieren, wie spezifische Ernährungsberatung in das tägliche Leben integriert werden kann, um die Gesundheit des Verdauungssystems zu fördern und die Lebensqualität zu verbessern.

## Die Bedeutung einer spezifischen Ernährungsberatung

Ernährung spielt eine zentrale Rolle im menschlichen Leben – sie ist nicht nur eine Quelle der Nahrung, sondern auch des Wohlbefindens. Dies gilt umso mehr für Personen, die mit Gastritis und anderen magenbedingten Beschwerden leben. Die individuelle Anpassung der Ernährung kann eine wesentliche Strategie sein, um den Verlauf dieser Krankheit positiv zu beeinflussen und die Lebensqualität erheblich zu verbessern. In diesem Kontext erhebt sich die spezifische Ernährungsberatung zu einem entscheidenden Pfeiler der Gesundheitsvorsorge.

Eine der Hauptaufgaben einer spezialisierten Ernährungsberatung ist es, die Diät so zu gestalten, dass sie die Magenschleimhaut schont, während sie gleichzeitig alle notwendigen Nährstoffe liefert, die der Körper benötigt. Diese Aufgabe erfordert ein tiefes Verständnis sowohl der Erkrankung als auch der Ernährungswissenschaft. Die individuelle Beratung ermöglicht es, auf spezifische Bedürfnisse und Reaktionen des Einzelnen einzugehen, was bei einem so sensiblen Thema wie Gastritis von unschätzbarem Wert ist.

Ein zentraler Aspekt der Ernährungsberatung bei Gastritis ist die Identifikation von Lebensmitteln, die die Symptome verschlimmern können. Viele Menschen reagieren beispielsweise empfindlich auf säurehaltige Lebensmittel, Koffein, Alkohol und scharfe Gewürze. Diese zu erkennen und zu vermeiden, kann die Häufigkeit und Schwere von Gastritis-Anfällen reduzieren. Doch die Beratung geht weit darüber hinaus. Es geht nicht nur darum, was nicht gegessen werden sollte, sondern auch darum, was den Magen nährt und stärkt.

Ein erfahrener Ernährungsberater wird daher einen Speiseplan entwickeln, der reich an Antioxidantien, Vitaminen und Mineralstoffen ist, welche die Heilung der Magenschleimhaut unterstützen und das Immunsystem stärken. Solche Pläne beinhalten oft Lebensmittel wie mageres Protein, Vollkornprodukte, Blattgemüse und fetthaltige Fische, die Omega-3-Fettsäuren enthalten. Diese Nährstoffe spielen eine Schlüsselrolle bei der Verringerung der Entzündung im Körper und unterstützen somit direkt die Behandlung von Gastritis.

Die Herausforderung bei der Erstellung eines solchen spezifischen Ernährungsplans liegt nicht nur in der Auswahl der richtigen Lebensmittel, sondern auch in der Anpassung an die individuellen Lebensumstände, Vorlieben und Abneigungen des Patienten. Hier zeigt sich die wahre Kunst der Ernährungsberatung: in der Fähigkeit, einen Ernährungsplan zu entwerfen, der realistisch, umsetzbar und angenehm ist. Die Beratung muss eine Balance finden zwischen strenger Diätvorschrift und flexibler Anpassung, um langfristig durchgehalten zu werden.

Ein weiterer kritischer Punkt ist die Bildung und Unterstützung der Patienten. Eine spezifische Ernährungsberatung bietet nicht nur Pläne und Empfehlungen, sondern auch Bildungsinhalte über die Funktionsweise des Verdauungssystems, die Rolle der Ernährung bei der Gesundheit der Magenschleimhaut und die Auswirkungen von Gastritis auf den Körper. Diese Wissensvermittlung ist entscheidend, denn sie befähigt die Betroffenen, informierte Entscheidungen über ihre Ernährung und Gesundheit zu treffen.

Darüber hinaus kann die Ernährungsberatung auch emotionale Unterstützung bieten, indem sie eine Quelle der Ermutigung in schwierigen Zeiten darstellt. Die Diagnose Gastritis kann belastend sein, und die Anpassung an eine neue Diät erfordert oft erhebliche Veränderungen im Lebensstil. Ein empathischer Berater kann hier als wichtiger emotionaler Ankerpunkt fungieren und dazu beitragen, dass sich der Patient weniger isoliert und überfordert fühlt.

Die langfristigen Vorteile einer spezifischen Ernährungsberatung sind daher nicht zu unterschätzen. Sie kann nicht nur die Symptome von Gastritis reduzieren, sondern auch dazu beitragen, Rückfälle zu verhindern und die allgemeine Gesundheit zu fördern. Indem sie eine Brücke schlägt zwischen medizinischer Behandlung und täglichem Leben, wird sie zu einem unverzichtbaren Bestandteil der Gesundheitspflege.

Abschließend lässt sich sagen, dass die Bedeutung einer spezifischen Ernährungsberatung bei Gastritis weit über die einfache Symptomkontrolle hinausgeht. Sie ist ein ganzheitlicher Ansatz, der darauf abzielt, den Menschen nicht nur als Patienten, sondern als Individuum zu sehen und zu behandeln. Dieser Ansatz kann die Grundlage für eine dauerhafte Verbesserung der Gesundheit und des Wohlbefindens schaffen, indem er die richtigen Werkzeuge für eine gesunde Ernährung und Lebensweise bietet.

# Kapitel 1: Grundlagen der Ernährung bei Gastritis

Gastritis stellt viele Betroffene vor große Herausforderungen im täglichen Leben, besonders wenn es um die Ernährung geht. Eine angepasste Diät kann entscheidend sein, um Symptome zu lindern und die Heilung zu fördern.

## Makro- und Mikronährstoffe bei Gastritis

Die Ernährung spielt eine entscheidende Rolle im Management von Gastritis, einer entzündlichen Erkrankung des Magens, die das Wohlbefinden erheblich beeinträchtigen kann. Um die komplexe Interaktion zwischen Ernährung und Gastritis zu verstehen, ist es wichtig, die Bedeutung von Makro- und Mikronährstoffen zu erkennen und wie diese die Magengesundheit beeinflussen können.

Makronährstoffe, bestehend aus Kohlenhydraten, Proteinen und Fetten, bilden die Grundlage unserer Ernährung und liefern die Energie, die unser Körper täglich benötigt. Bei Gastritis ist jedoch besondere Vorsicht geboten, um sicherzustellen, dass diese Nährstoffe in einer Form aufgenommen werden, die den Magen nicht reizt oder überfordert.

Kohlenhydrate sollten vorwiegend aus komplexen Quellen wie Vollkornprodukten, unverarbeiteten Stärken und natürlichen Zuckern stammen. Diese Art von Kohlenhydraten wird langsamer verdaut, was einen gleichmäßigeren Blutzuckerspiegel fördert und die Magensäureproduktion weniger anregt. Einfache Zucker und verarbeitete Stärken können dagegen zu einer schnellen Freisetzung von Magensäure führen und somit die Symptome einer Gastritis verschlimmern.

Proteine sind essentiell für die Reparatur und den Aufbau von Gewebe, einschließlich der Magenschleimhaut. Bei Gastritis sind magenschonende Proteinquellen wie mageres Geflügel, Fisch, Tofu und Hülsenfrüchte empfehlenswert. Diese Lebensmittel sind nicht nur leicht verdaulich, sondern enthalten auch entzündungshemmende Eigenschaften, die helfen können, die Magenschleimhaut zu heilen. Rotes Fleisch und fettreiche Milchprodukte könnten hingegen die Magensäureproduktion steigern und sollten daher vermieden oder nur in Maßen konsumiert werden.

Fette sind ein wichtiger Bestandteil der Ernährung, jedoch ist die Art des Fetts entscheidend. Einfach und mehrfach ungesättigte Fette, wie sie in Olivenöl, Avocados und Fisch vorkommen, können eine entzündungshemmende Wirkung haben und sind leichter verdaulich. Gesättigte Fette und Transfette, oft gefunden in frittierten Speisen und kommerziellen Backwaren, können dagegen die Entzündung verschärfen und sollten daher reduziert werden.

Neben den Makronährstoffen spielen auch Mikronährstoffe eine wichtige Rolle bei der Unterstützung der Magengesundheit und der allgemeinen Abwehrkräfte des Körpers. Vitamine, Mineralstoffe und Spurenelemente müssen sorgfältig ausbalanciert werden, um den Heilungsprozess der Magenschleimhaut zu fördern und das Immunsystem zu stärken.

Vitamin C ist bekannt für seine antioxidativen Eigenschaften und unterstützt die Reparatur von Geweben sowie die Abwehr von Infektionen. Quellen wie Paprika, Brokkoli und Zitrusfrüchte sind reich an Vitamin C, allerdings kann die Säure in manchen Früchten für Gastritis-Patienten problematisch sein. Alternativ können säurearme Früchte wie Melonen und Mango eine gute Option sein.

Vitamin A spielt eine Schlüsselrolle bei der Aufrechterhaltung der Integrität und Funktion der Schleimhäute. Karotten, Süßkartoffeln und dunkelgrünes Blattgemüse sind ausgezeichnete Vitamin A-Quellen und gleichzeitig schonend für den Magen.

Zink ist ein weiteres kritisches Mineral, das die Heilung der Magenschleimhaut unterstützt. Fleisch, Nüsse und Kürbiskerne sind reich an Zink; jedoch sollten Nüsse in moderaten Mengen genossen werden, da sie schwer verdaulich sein können.

Die ausgewogene Zufuhr dieser Nährstoffe kann dazu beitragen, den Magen zu beruhigen, Entzündungen zu reduzieren und die Heilung zu fördern. Dabei ist nicht nur wichtig, was gegessen wird, sondern auch wie es gegessen wird. Kleine, regelmäßige Mahlzeiten über den Tag verteilt können helfen, den Magen nicht zu überlasten und die Säureproduktion im Zaum zu halten.

Abschließend lässt sich sagen, dass die richtige Auswahl und Kombination von Makro- und Mikronährstoffen entscheidend für die Linderung und Behandlung von Gastritis ist. Ein tiefes Verständnis dieser Zusammenhänge ermöglicht es Betroffenen, ihre Ernährung so anzupassen, dass sie ihre Gesundheit unterstützt und ihre Lebensqualität verbessert.

## Freundliche und feindliche Lebensmittel

Die Ernährung spielt eine zentrale Rolle bei der Behandlung und Kontrolle von Gastritis, einer entzündlichen Erkrankung des Magens, die durch eine Vielzahl von Symptomen gekennzeichnet ist. Um den Zustand effektiv zu managen, ist es wichtig, zwischen „freundlichen" und „feindlichen" Lebensmitteln zu unterscheiden. Diese Kategorisierung hilft Betroffenen, ihre Ernährung so anzupassen, dass die Symptome gemildert und die Heilung der Magenschleimhaut unterstützt wird.

**Freundliche Lebensmittel** sind jene, die die Magenschleimhaut beruhigen, Entzündungen reduzieren und leicht zu verdauen sind. Sie enthalten in der Regel wenig Säure, sind nicht stark gewürzt und haben niedrige Fettgehalte. Zu diesen Lebensmitteln gehören:

1. **Gekochtes Gemüse**: Weich gekochtes Gemüse wie Karotten, Spinat und Kürbis sind reich an Nährstoffen und gleichzeitig sanft zum Magen. Sie bieten essenzielle Vitamine und Mineralstoffe und sind leicht verdaulich.

2. **Frische, säurearme Früchte**: Früchte wie Bananen, Melonen und Äpfel (ohne Schale) sind reich an natürlichen Zuckern und können helfen, den Magen zu beruhigen. Sie sind auch eine gute Quelle für Ballaststoffe, die eine gesunde Verdauung unterstützen.

3. **Mageres Protein**: Proteine wie Hühnchen, Truthahn und Fisch, die gedämpft, gebacken oder gegrillt sind, bieten wichtige Aminosäuren für die Reparatur des Gewebes, ohne die Magenschleimhaut zu reizen.

4. **Fermentierte Lebensmittel**: Produkte wie Joghurt, Kefir und fermentiertes Gemüse können Probiotika liefern, die zur Gesundheit des Verdauungssystems beitragen und die natürliche Magenflora unterstützen.

5. **Vollkornprodukte**: Weiche, gut gekochte Vollkornprodukte wie Hafer, Reis und Quinoa sind hervorragende Quellen für komplexe Kohlenhydrate und tragen dazu bei, das Gefühl der Völle zu verlängern und den Magen zu beruhigen.

Diese Lebensmittel tragen dazu bei, den Magen zu beruhigen und bieten gleichzeitig die notwendigen Nährstoffe, um den Körper zu nähren und zu unterstützen.

**Feindliche Lebensmittel** hingegen sind jene, die die Symptome der Gastritis verschlimmern können. Diese Lebensmittel reizen oft die Magenschleimhaut, fördern die Säureproduktion oder sind schwer verdaulich. Beispiele für solche Lebensmittel umfassen:

1. **Koffeinhaltige Getränke und Alkohol**: Kaffee, schwarzer Tee und alkoholische Getränke können die Magenschleimhaut reizen und sollten vermieden oder stark eingeschränkt werden.
2. **Scharfe Gewürze und Säuren**: Lebensmittel, die viel Säure oder scharfe Gewürze enthalten, wie Tomaten, Zitrusfrüchte und scharf gewürzte Saucen, können Entzündungen verschlimmern und sollten gemieden werden.
3. **Fettreiches Essen**: Fettreiche Speisen und Fast Food können die Verdauung verlangsamen und zu einem Gefühl der Überfüllung führen, was den Magen zusätzlich belastet.
4. **Rohes Gemüse und schwerverdauliche Ballaststoffe**: Obwohl Ballaststoffe wichtig sind, können rohes Gemüse und einige Hülsenfrüchte in roher Form zu schwer für einen entzündeten Magen sein.
5. **Zuckerreiche Speisen und künstliche Süßstoffe**: Diese können Entzündungen fördern und zu einer Dysbalance in der Magenflora führen, was die Symptome der Gastritis verschärfen kann.

Die richtige Ernährung spielt eine Schlüsselrolle im Umgang mit Gastritis. Durch das Verständnis, welche Lebensmittel den Magen beruhigen und welche vermieden werden sollten, können Betroffene ihre Symptome effektiv managen und den Heilungsprozess unterstützen. Eine ausgewogene Aufnahme von nährstoffreichen, magenschonenden Lebensmitteln zusammen mit einer Vermeidung von reizenden Substanzen bietet eine solide Basis für die langfristige Bewältigung dieser Zustände. Es ist von immenser Bedeutung, ernährungsbedingte Maßnahmen mit medizinischer Beratung zu kombinieren, um die beste Strategie für Gesundheit und Wohlbefinden zu entwickeln.

# Kapitel 2: Rezepte und Mahlzeitenplanung

## Wohltuende Frühstücke

### 1. Haferflocken-Porridge mit Banane und Honig

**Zubereitungszeit:** 5 Minuten | **Kochzeit:** 10 Minuten | **Portionen:** 2

**Schwierigkeiten:** Einfach

**Zutaten:**

- 80 g Haferflocken
- 1 Banane, in Scheiben geschnitten
- 2 TL Honig
- 300 ml Wasser
- Eine Prise Zimt

**Zubereitung:**

1. Wasser in einem Topf zum Kochen bringen. Haferflocken hinzufügen und bei niedriger Hitze 10 Minuten köcheln lassen, gelegentlich umrühren.
2. Die Bananenscheiben hinzufügen und weitere 2 Minuten köcheln lassen.
3. Vom Herd nehmen, in Schüsseln verteilen und mit Honig und einer Prise Zimt garnieren.

**Nährwerte (pro Portion):** Kalorien 215 | Fett 3 g | Kohlenhydrate 42 g | Protein 6 g

### 2. Weichgekochtes Ei mit Dinkeltoast

**Zubereitungszeit:** 2 Minuten | **Kochzeit:** 7 Minuten | **Portionen:** 2

**Schwierigkeiten:** Einfach

**Zutaten:**

- 2 Eier
- 2 Scheiben Dinkelbrot
- Salz
- Frischer Schnittlauch, gehackt
- Olivenöl

**Zubereitung:**

1. Eier in einen Topf mit kochendem Wasser geben und 6 Minuten für weichgekochte Eier kochen. Anschließend kalt abschrecken und schälen.
2. Dinkelbrot toasten und leicht mit Olivenöl bestreichen.

3. Die Eier halbieren, auf dem Toast anrichten, mit Salz bestreuen und mit Schnittlauch garnieren.

**Nährwerte (pro Portion):** Kalorien 180 | Fett 9 g | Kohlenhydrate 14 g | Protein 11 g

## 3. Glutenfreie Buchweizen-Pancakes mit Apfelmus

**Zubereitungszeit:** 10 Minuten | **Kochzeit:** 15 Minuten | **Portionen:** 2

**Schwierigkeiten:** Mittel

**Zutaten:**

- 100 g Buchweizenmehl
- 200 ml Mandelmilch
- 1 TL Backpulver
- 2 Äpfel, zu Mus gekocht
- 1 TL Kokosöl

**Zubereitung:**

1. Buchweizenmehl, Mandelmilch und Backpulver in einer Schüssel zu einem glatten Teig verrühren.
2. Eine Pfanne mit Kokosöl erhitzen und kleine Portionen des Teigs hineingeben. Von jeder Seite 2-3 Minuten backen, bis die Pancakes goldbraun sind.
3. Die Pancakes mit dem warmen Apfelmus servieren.

**Nährwerte (pro Portion):** Kalorien 235 | Fett 5 g | Kohlenhydrate 40 g | Protein 6 g

## 4. Cremiger Joghurt mit geriebenem Ingwer und Birne

**Zubereitungszeit:** 5 Minuten | **Kochzeit:** 0 Minuten | **Portionen:** 2

**Schwierigkeiten:** Einfach

**Zutaten:**

- 200 g Naturjoghurt (3,5% Fett)
- 1 reife Birne, geschält und gewürfelt
- 1 TL frischer Ingwer, fein gerieben
- 1 TL Honig
- Eine Prise gemahlener Kardamom

**Zubereitung:**

1. Den Joghurt in eine Schüssel geben.
2. Birnenwürfel und geriebenen Ingwer unter den Joghurt mischen.
3. Mit Honig süßen und eine Prise Kardamom darüber streuen.

**Nährwerte (pro Portion):** Kalorien 120 | Fett 4 g | Kohlenhydrate 18 g | Protein 5 g

## 5. Mandelmilch-Smoothie mit Avocado und Spinat

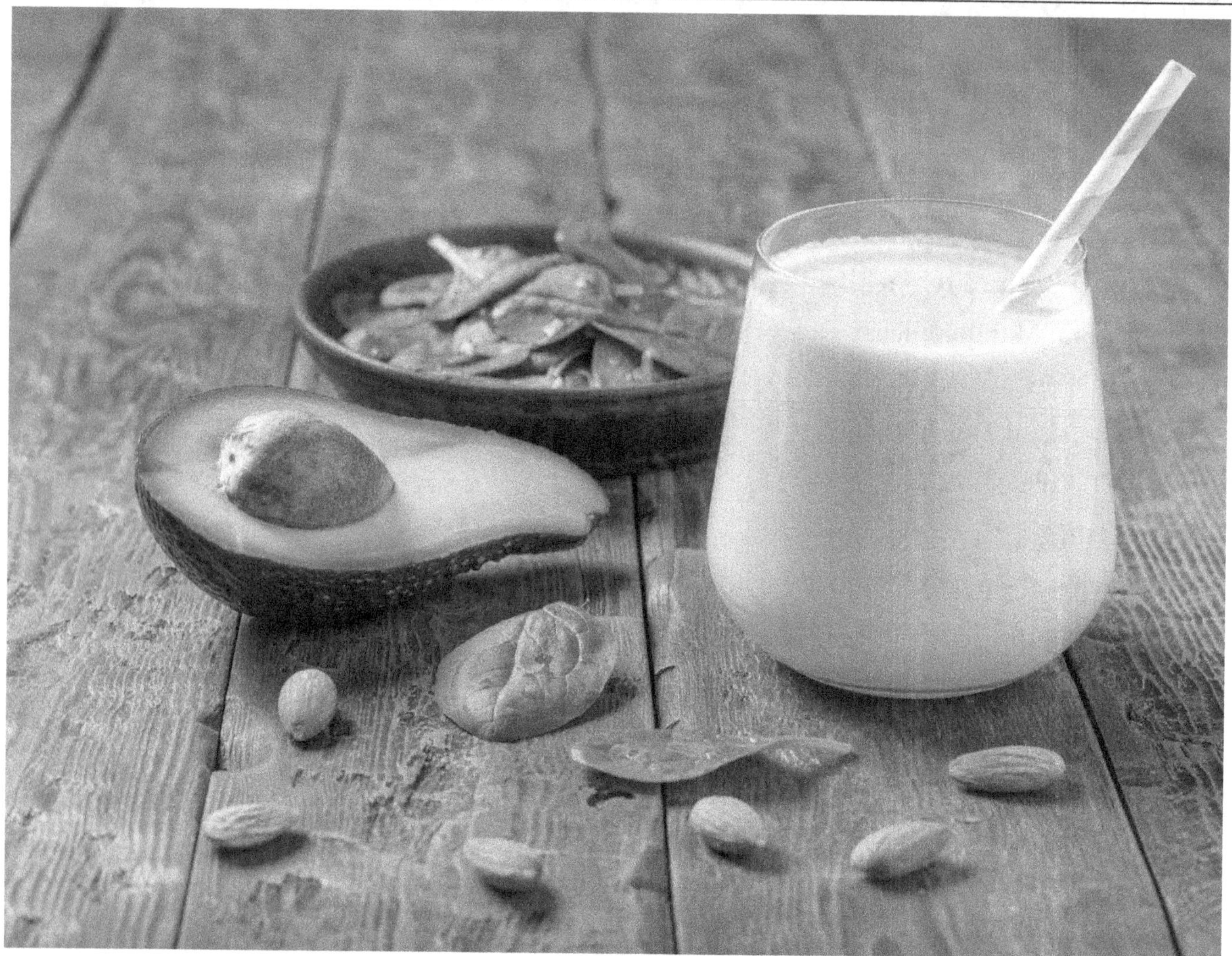

**Zubereitungszeit:** 5 Minuten | **Kochzeit:** 0 Minuten | **Portionen:** 2

**Schwierigkeiten:** Einfach

**Zutaten:**

- 1 reife Avocado, entkernt und geschält
- 200 ml Mandelmilch
- 30 g frischer Spinat
- 1 TL Chiasamen
- 1 TL Agavensirup

**Zubereitung:**

1. Alle Zutaten in einen Mixer geben.
2. Auf höchster Stufe glatt pürieren.

3. In Gläser füllen und sofort servieren.

**Nährwerte (pro Portion):** Kalorien 235 | Fett 17 g | Kohlenhydrate 19 g | Protein 4 g

## 6. Quinoa-Brei mit gebratenen Äpfeln und Zimt

**Zubereitungszeit:** 5 Minuten | **Kochzeit:** 20 Minuten | **Portionen:** 2

**Schwierigkeiten:** Mittel

**Zutaten:**

- 50 g Quinoa
- 250 ml Wasser
- 1 Apfel, geschält, entkernt und in Würfel geschnitten
- 1/2 TL Zimt
- 1 TL Kokosöl

**Zubereitung:**

1. Quinoa in Wasser nach Packungsanweisung kochen, bis er weich und das Wasser absorbiert ist.
2. In einer Pfanne Kokosöl erhitzen, Apfelwürfel und Zimt hinzufügen und unter Rühren anbraten, bis die Äpfel weich sind.
3. Die gebratenen Äpfel unter den gekochten Quinoa mischen.

**Nährwerte (pro Portion):** Kalorien 180 | Fett 5 g | Kohlenhydrate 30 g | Protein 4 g

## 7. Warmer Hirsebrei mit Blaubeeren und Chiasamen

**Zubereitungszeit:** 5 Minuten | **Kochzeit:** 15 Minuten | **Portionen:** 2

**Schwierigkeiten:** Einfach

**Zutaten:**

- 50 g Hirse
- 250 ml Wasser
- 50 g Blaubeeren
- 1 TL Chiasamen
- 1 TL Honig

**Zubereitung:**

1. Hirse in Wasser nach Packungsanweisung kochen.
2. Blaubeeren, Chiasamen und Honig unter den warmen Hirsebrei mischen.

**Nährwerte (pro Portion):** Kalorien 155 | Fett 2 g | Kohlenhydrate 30 g | Protein 4 g

## 8. Leichte Reiswaffeln mit Ricotta und Gurke

**Zubereitungszeit:** 2 Minuten | **Kochzeit:** 0 Minuten | **Portionen:** 2

**Schwierigkeiten:** Einfach

**Zutaten:**

- 2 Reiswaffeln
- 100 g Ricotta
- 1/2 Gurke, in dünne Scheiben geschnitten
- Eine Prise Dill
- Salz

**Zubereitung:**

1. Ricotta gleichmäßig auf den Reiswaffeln verteilen.
2. Gurkenscheiben darauf anordnen.
3. Mit Dill bestreuen und leicht salzen.

**Nährwerte (pro Portion):** Kalorien 120 | Fett 5 g | Kohlenhydrate 14 g | Protein 8 g

## 9. Gedämpftes Omelett mit Paprika und Zucchini

**Zubereitungszeit:** 5 Minuten | **Kochzeit:** 10 Minuten | **Portionen:** 2

**Schwierigkeiten:** Einfach

**Zutaten:**

- 4 Eier
- 1 kleine Zucchini, fein gewürfelt
- 1 kleine rote Paprika, fein gewürfelt
- 1 TL Olivenöl
- Salz

**Zubereitung:**

1. Eier in einer Schüssel aufschlagen und leicht verquirlen. Salz hinzufügen.
2. Zucchini und Paprika unterrühren.
3. Eine Pfanne mit Olivenöl leicht einfetten und die Eimischung hineingeben.
4. Bei mittlerer Hitze langsam garen, bis das Omelett fest ist.

**Nährwerte (pro Portion):** Kalorien 180 | Fett 12 g | Kohlenhydrate 6 g | Protein 12 g

## 10. Geröstetes Hafermüsli mit getrockneten Aprikosen

**Zubereitungszeit:** 5 Minuten | **Kochzeit:** 10 Minuten | **Portionen:** 2

**Schwierigkeiten:** Einfach

**Zutaten:**

- 50 g Haferflocken
- 30 g getrocknete Aprikosen, klein geschnitten
- 1 TL Honig
- 200 ml Mandelmilch
- 1/2 TL Zimt

**Zubereitung:**

1. Haferflocken in einer trockenen Pfanne bei mittlerer Hitze rösten, bis sie golden sind.
2. Getrocknete Aprikosen und Zimt unterrühren und mit Honig süßen.
3. Mit Mandelmilch servieren.

**Nährwerte (pro Portion):** Kalorien 210 | Fett 4 g | Kohlenhydrate 38 g | Protein 6 g

## 11. Süßkartoffel-Toast mit Avocado-Mash

**Zubereitungszeit:** 5 Minuten | **Kochzeit:** 15 Minuten | **Portionen:** 2

**Schwierigkeiten:** Einfach

**Zutaten:**

- 1 mittelgroße Süßkartoffel, längs in 1 cm dicke Scheiben geschnitten
- 1 reife Avocado
- Saft von 1/2 Limette
- Salz
- Frischer Koriander (optional)

**Zubereitung:**

1. Süßkartoffelscheiben in einem Toaster oder Ofen toasten, bis sie weich und leicht gebräunt sind.
2. Avocado zerdrücken und mit Limettensaft und Salz mischen.
3. Avocado-Mash auf den Süßkartoffel-Toast streichen und nach Wunsch mit Koriander garnieren.

**Nährwerte (pro Portion):** Kalorien 230 | Fett 15 g | Kohlenhydrate 24 g | Protein 3 g

## 12. Pochierte Birnen mit Walnusskruste

**Zubereitungszeit:** 10 Minuten | **Kochzeit:** 15 Minuten | **Portionen:** 2

**Schwierigkeiten:** Mittel

**Zutaten:**

- 2 reife Birnen, halbiert und entkernt

- 30 g Walnüsse, gehackt
- 1/2 TL Zimt
- 1 TL Honig
- 200 ml Wasser

**Zubereitung:**

1. Birnen in einem Topf mit Wasser bei niedriger Hitze pochieren, bis sie weich sind.
2. Walnüsse mit Zimt mischen und über die Birnen streuen.
3. Birnen aus dem Wasser nehmen, mit Honig beträufeln und servieren.

**Nährwerte (pro Portion):** Kalorien 160 | Fett 9 g | Kohlenhydrate 21 g | Protein 2 g

## 13. Fruchtiger Quark mit Mango und Kokosflocken

**Zubereitungszeit:** 5 Minuten | **Kochzeit:** 0 Minuten | **Portionen:** 2

**Schwierigkeiten:** Einfach

**Zutaten:**

- 200 g Quark (20% Fett)
- 1 reife Mango, gewürfelt
- 1 EL Kokosflocken
- 1 TL Honig

**Zubereitung:**

1. Quark in eine Schüssel geben.
2. Mango und Kokosflocken hinzufügen und gut vermischen.
3. Mit Honig süßen und servieren.

**Nährwerte (pro Portion):** Kalorien 200 | Fett 6 g | Kohlenhydrate 25 g | Protein 10 g

## 14. Kefir mit frischen Erdbeeren und Minze

**Zubereitungszeit:** 5 Minuten | **Kochzeit:** 0 Minuten | **Portionen:** 2

**Schwierigkeiten:** Einfach

**Zutaten:**

- 200 ml Kefir
- 100 g frische Erdbeeren, halbiert
- Einige Minzblätter, fein gehackt
- 1 TL Honig

**Zubereitung:**

1. Kefir in zwei Gläser verteilen.

2. Erdbeeren und Minze hinzufügen.

3. Mit Honig süßen und sofort servieren.

**Nährwerte (pro Portion):** Kalorien 120 | Fett 3 g | Kohlenhydrate 18 g | Protein 5 g

## 15. Veganes Bananenbrot mit Mandeln

**Zubereitungszeit:** 10 Minuten | **Kochzeit:** 45 Minuten | **Portionen:** 2

**Schwierigkeiten:** Mittel

**Zutaten:**

- 1 reife Banane, zerdrückt
- 75 g Vollkornmehl
- 30 g gemahlene Mandeln
- 1/2 TL Backpulver
- 1 TL Kokosöl (für die Form)

**Zubereitung:**

1. Ofen auf 180°C vorheizen und eine kleine Brotform mit Kokosöl einfetten.

2. Alle Zutaten in einer Schüssel vermischen, bis ein gleichmäßiger Teig entsteht.

3. Teig in die Form füllen und 45 Minuten backen, bis das Brot fest ist.

4. Aus dem Ofen nehmen und vor dem Anschneiden abkühlen lassen.

**Nährwerte (pro Portion):** Kalorien 270 | Fett 12 g | Kohlenhydrate 36 g | Protein 7 g

## 16. Reis-Porridge mit Zitronenabrieb und Melisse

**Zubereitungszeit:** 5 Minuten | **Kochzeit:** 15 Minuten | **Portionen:** 2

**Schwierigkeiten:** Einfach

**Zutaten:**

- 50 g Milchreis
- 300 ml Wasser
- Abrieb von 1/2 Zitrone
- Einige Melisseblätter, fein gehackt
- 1 TL Honig

**Zubereitung:**

1. Milchreis in Wasser nach Packungsanweisung weich kochen.

2. Zitronenabrieb und Melisse unterrühren.

3. Mit Honig süßen und warm servieren.

**Nährwerte (pro Portion):** Kalorien 175 | Fett 1 g | Kohlenhydrate 38 g | Protein 3 g

## 17. Wassermelonen-Salat mit Minze und Feta

**Zubereitungszeit:** 10 Minuten | **Kochzeit:** 0 Minuten | **Portionen:** 2

**Schwierigkeiten:** Einfach

**Zutaten:**

- 200 g Wassermelone, in Würfel geschnitten
- 50 g Feta, zerbröckelt
- Einige Minzblätter, grob zerkleinert
- 1 TL Olivenöl
- Prise schwarzer Pfeffer

**Zubereitung:**

1. Wassermelonenwürfel in einer Schüssel mit Feta und Minzblättern vermischen.
2. Mit Olivenöl beträufeln und mit einer Prise schwarzen Pfeffer abschmecken.
3. Sofort kühl servieren.

**Nährwerte (pro Portion):** Kalorien 150 | Fett 9 g | Kohlenhydrate 15 g | Protein 4 g

## 18. Zarte Kamillentee-Brötchen mit Agavendicksaft

**Zubereitungszeit:** 15 Minuten | **Kochzeit:** 20 Minuten | **Portionen:** 2

**Schwierigkeiten:** Mittel

**Zutaten:**

- 100 g Dinkelmehl
- 1 TL Backpulver
- 50 ml starker Kamillentee, abgekühlt
- 1 TL Agavendicksaft
- 1 TL Olivenöl (für das Backblech)

**Zubereitung:**

1. Ofen auf 180°C vorheizen und ein Backblech mit Olivenöl einfetten.
2. Dinkelmehl, Backpulver und Kamillentee in einer Schüssel zu einem geschmeidigen Teig verarbeiten.
3. Kleine Brötchen formen und auf das Backblech legen.
4. Mit Agavendicksaft bestreichen und 20 Minuten backen, bis sie golden sind.
5. Warm servieren.

**Nährwerte (pro Portion):** Kalorien 220 | Fett 3 g | Kohlenhydrate 42 g | Protein 6 g

## 19. Glutenfreie Haferkekse mit Datteln

**Zubereitungszeit:** 10 Minuten | **Kochzeit:** 15 Minuten | **Portionen:** 2

**Schwierigkeiten:** Einfach

**Zutaten:**

- 50 g glutenfreie Haferflocken
- 30 g Datteln, entsteint und fein gehackt
- 1 TL Chiasamen
- 2 TL Kokosöl
- 1 TL Honig

**Zubereitung:**

1. Ofen auf 180°C vorheizen und ein Backblech mit Backpapier auslegen.
2. In einer Schüssel Haferflocken, Datteln und Chiasamen vermischen.
3. Kokosöl und Honig in einem kleinen Topf erwärmen, bis sie flüssig sind, und dann in die Hafermischung einrühren, bis alles gut verbunden ist.
4. Kleine Kekse formen und auf das Backblech legen.
5. Im Ofen für 15 Minuten backen, bis die Kekse goldbraun und fest sind.
6. Vor dem Verzehr auf einem Gitter vollständig abkühlen lassen.

**Nährwerte (pro Portion):** Kalorien 160 | Fett 7 g | Kohlenhydrate 22 g | Protein 3 g

## 20. Gedämpfte Fruchtschalen mit Honig und Nüssen

**Zubereitungszeit:** 5 Minuten | **Kochzeit:** 10 Minuten | **Portionen:** 2

**Schwierigkeiten:** Einfach

**Zutaten:**

- 100 g gemischte Früchte (z.B. Äpfel, Birnen, und Pfirsiche), in Würfel geschnitten
- 1 TL Honig
- 10 g gehackte Walnüsse
- 50 ml Wasser

**Zubereitung:**

1. Wasser in einem kleinen Topf zum Kochen bringen.
2. Die Fruchtwürfel in einen Dämpfeinsatz geben und über dem kochenden Wasser 10 Minuten dämpfen, bis die Früchte weich sind.
3. Die gedämpften Früchte in Schalen geben, mit Honig beträufeln und mit gehackten Walnüssen bestreuen.

4. Warm servieren oder bei Bedarf abkühlen lassen.

**Nährwerte (pro Portion):** Kalorien 120 | Fett 4 g | Kohlenhydrate 20 g | Protein 2 g

## Nahrhafte Mittagsmahlzeiten

### 21. Gebackener Lachs mit Fenchel und Orangenscheiben

**Zubereitungszeit:** 10 Minuten | **Kochzeit:** 20 Minuten | **Portionen:** 2

**Schwierigkeiten:** Einfach

**Zutaten:**

- 2 Lachsfilets (je 150 g)
- 1 kleiner Fenchel, in dünne Scheiben geschnitten
- 1 Orange, geschält und in Scheiben geschnitten
- 1 TL Olivenöl
- Salz

**Zubereitung:**

1. Ofen auf 200°C vorheizen.
2. Lachsfilets salzen und in eine mit Olivenöl gefettete Backform legen.
3. Fenchel und Orangenscheiben um den Lachs herum anordnen.
4. Im Ofen 20 Minuten backen, bis der Lachs durchgegart ist und der Fenchel weich ist.

**Nährwerte (pro Portion):** Kalorien 300 | Fett 15 g | Kohlenhydrate 12 g | Protein 28 g

### 22. Hähnchenbrust auf Spinatbett mit Mandeldressing

**Zubereitungszeit:** 5 Minuten | **Kochzeit:** 15 Minuten | **Portionen:** 2

**Schwierigkeiten:** Einfach

**Zutaten:**

- 2 Hähnchenbrustfilets (je 150 g)
- 100 g frischer Spinat
- 2 EL gehackte Mandeln
- 1 TL Olivenöl
- Salz

**Zubereitung:**

1. Hähnchenbrustfilets salzen.
2. In einer Pfanne mit Olivenöl die Hähnchenbrustfilets auf jeder Seite ca. 7 Minuten braten, bis sie durchgegart sind.

3. Spinat kurz in der gleichen Pfanne anschwenken, bis er leicht welk ist.

4. Hähnchen auf dem Spinat servieren, mit Mandeln bestreuen.

**Nährwerte (pro Portion):** Kalorien 265 | Fett 11 g | Kohlenhydrate 3 g | Protein 36 g

## 23. Kürbiscremesuppe mit Ingwer und Kokosmilch

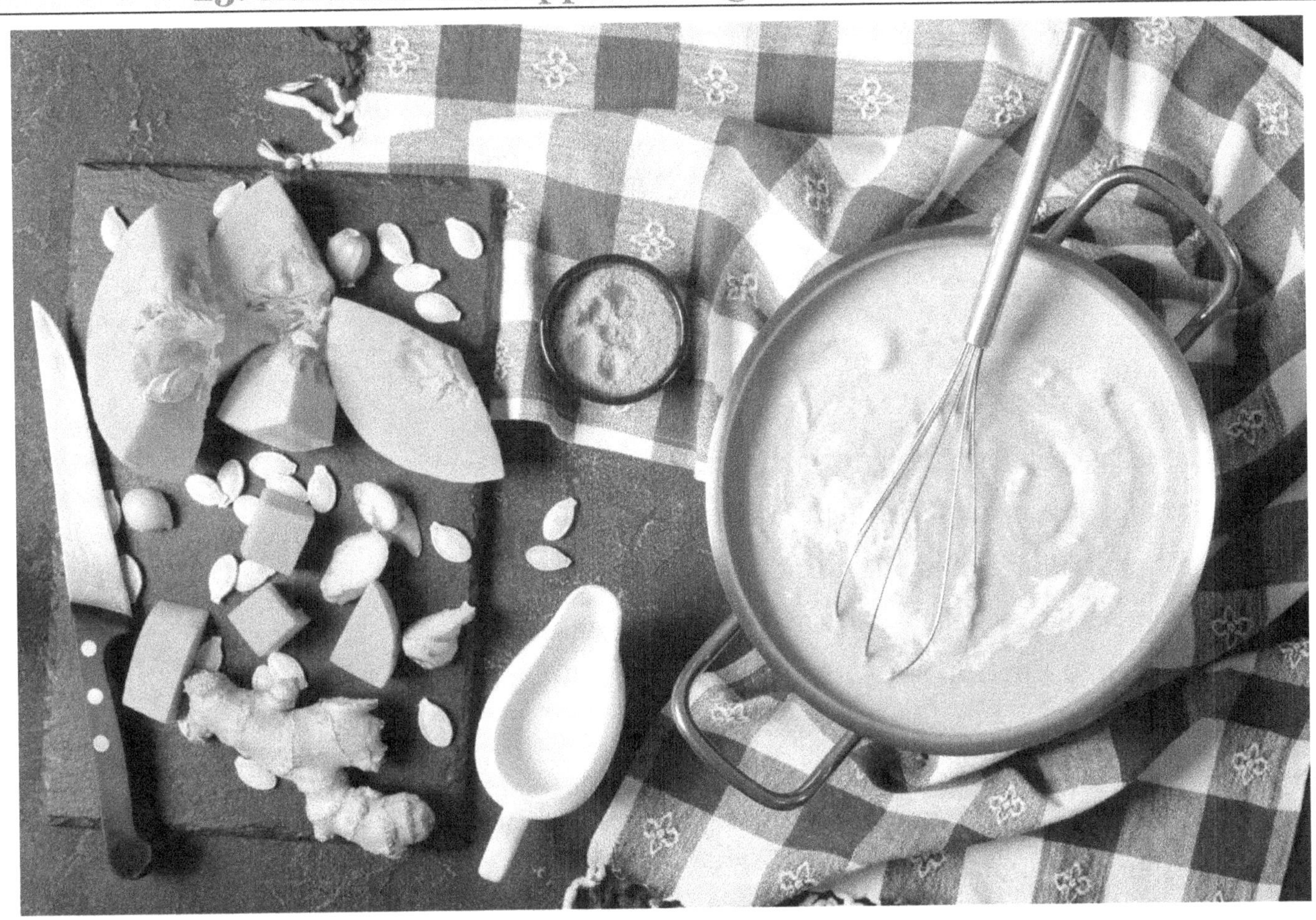

**Zubereitungszeit:** 10 Minuten | **Kochzeit:** 20 Minuten | **Portionen:** 2

**Schwierigkeiten:** Einfach

**Zutaten:**

- 300 g Kürbis, geschält und gewürfelt
- 200 ml Kokosmilch
- 1 TL frischer Ingwer, gerieben
- 1 TL Olivenöl
- Salz

**Zubereitung:**

1. Kürbis in einem Topf mit Olivenöl anbraten, bis er leicht gebräunt ist.

2. Ingwer hinzufügen und kurz mitbraten.

3. Mit Kokosmilch auffüllen, salzen und 20 Minuten köcheln lassen, bis der Kürbis weich ist.

4. Die Suppe pürieren, bis sie cremig ist.

**Nährwerte (pro Portion):** Kalorien 245 | Fett 18 g | Kohlenhydrate 20 g | Protein 3 g

## 24. Quinoasalat mit Gurken, Tomaten und Kräuterdressing

**Zubereitungszeit:** 10 Minuten | **Kochzeit:** 15 Minuten | **Portionen:** 2

**Schwierigkeiten:** Einfach

**Zutaten:**

- 100 g Quinoa
- 1 kleine Gurke, gewürfelt
- 2 Tomaten, gewürfelt
- 2 EL frische Kräuter (z.B. Petersilie und Minze), fein gehackt
- 1 TL Olivenöl

**Zubereitung:**

1. Quinoa gemäß Packungsanweisung kochen und abkühlen lassen.
2. Gurke, Tomaten und frische Kräuter in eine Schüssel geben.
3. Gekochte Quinoa hinzufügen und alles mit Olivenöl vermengen.
4. Salzen nach Geschmack und servieren.

**Nährwerte (pro Portion):** Kalorien 220 | Fett 7 g | Kohlenhydrate 32 g | Protein 6 g

## 25. Gedämpfte Gemüsepfanne mit Tofu und Sesamöl

**Zubereitungszeit:** 5 Minuten | **Kochzeit:** 10 Minuten | **Portionen:** 2

**Schwierigkeiten:** Einfach

**Zutaten:**

- 100 g Tofu, in Würfel geschnitten
- 150 g gemischtes Gemüse (z.B. Karotten, Brokkoli, Zucchini), gewürfelt
- 1 TL Sesamöl
- Salz
- 1 TL Sesamsamen

**Zubereitung:**

1. Gemüse und Tofu in einem Dämpfeinsatz über kochendem Wasser 10 Minuten dämpfen, bis das Gemüse weich ist.
2. Gedämpftes Gemüse und Tofu in eine Schüssel geben, mit Sesamöl und Salz würzen.
3. Mit Sesamsamen bestreuen und servieren.

**Nährwerte (pro Portion):** Kalorien 180 | Fett 10 g | Kohlenhydrate 12 g | Protein 10 g

## 26. Risotto mit Pilzen und Thymian

**Zubereitungszeit:** 5 Minuten | **Kochzeit:** 25 Minuten | **Portionen:** 2

**Schwierigkeiten:** Mittel

**Zutaten:**

- 100 g Risottoreis
- 150 g Pilze, geschnitten
- 1 TL frischer Thymian, gehackt
- 1 TL Olivenöl
- Salz

**Zubereitung:**

1. In einem Topf Olivenöl erhitzen und die Pilze anbraten, bis sie weich sind.
2. Risottoreis hinzufügen und kurz mitbraten.
3. Nach und nach Wasser hinzufügen und rühren, bis der Reis weich und cremig ist (ca. 20 Minuten).
4. Thymian einrühren und mit Salz abschmecken.

**Nährwerte (pro Portion):** Kalorien 260 | Fett 6 g | Kohlenhydrate 44 g | Protein 6 g

## 27. Zucchini-Nudeln mit Basilikumpesto

**Zubereitungszeit:** 10 Minuten | **Kochzeit:** 0 Minuten | **Portionen:** 2

**Schwierigkeiten:** Einfach

**Zutaten:**

- 2 mittelgroße Zucchini, spiralförmig in Nudeln geschnitten
- 2 EL Basilikumpesto
- 1 TL Olivenöl
- Salz

**Zubereitung:**

1. Zucchini-Nudeln in eine große Schüssel geben.
2. Basilikumpesto und Olivenöl über die Zucchini-Nudeln geben und gut vermischen.
3. Nach Geschmack salzen und sofort servieren.

**Nährwerte (pro Portion):** Kalorien 180 | Fett 14 g | Kohlenhydrate 10 g | Protein 4 g

## 28. Gebratenes Forellenfilet mit Petersilienkartoffeln

**Zubereitungszeit:** 5 Minuten | **Kochzeit:** 20 Minuten | **Portionen:** 2

**Schwierigkeiten:** Einfach

**Zutaten:**

- 2 Forellenfilets (je 150 g)
- 200 g kleine Kartoffeln, halbiert
- 1 EL gehackte Petersilie
- 1 TL Olivenöl
- Salz

**Zubereitung:**

1. Kartoffeln in Salzwasser kochen, bis sie weich sind.
2. Forellenfilets in einer Pfanne mit Olivenöl auf jeder Seite ca. 3 Minuten braten, bis sie knusprig sind.
3. Kartoffeln abgießen, mit Petersilie und einem Tropfen Olivenöl vermengen.
4. Forellenfilets mit Petersilienkartoffeln servieren.

**Nährwerte (pro Portion):** Kalorien 320 | Fett 14 g | Kohlenhydrate 24 g | Protein 25 g

## 29. Karotten-Ingwer-Suppe mit Kokoscreme

**Zubereitungszeit:** 10 Minuten | **Kochzeit:** 20 Minuten | **Portionen:** 2

**Schwierigkeiten:** Einfach

**Zutaten:**

- 200 g Karotten, geschält und grob geschnitten
- 20 g frischer Ingwer, geschält und gehackt
- 100 ml Kokosmilch
- 1 TL Olivenöl
- Salz

**Zubereitung:**

1. Olivenöl in einem Topf erhitzen und Karotten mit Ingwer bei mittlerer Hitze anbraten, bis sie leicht karamellisieren.
2. Wasser hinzufügen, bis die Karotten bedeckt sind, und 20 Minuten köcheln lassen, bis die Karotten weich sind.
3. Die Suppe vom Herd nehmen, pürieren und Kokosmilch einrühren.
4. Mit Salz abschmecken und servieren.

**Nährwerte (pro Portion):** Kalorien 180 | Fett 11 g | Kohlenhydrate 19 g | Protein 2 g

## 30. Rote Beete Carpaccio mit Ziegenkäse

**Zubereitungszeit:** 15 Minuten | **Kochzeit:** 0 Minuten | **Portionen:** 2

**Schwierigkeiten:** Einfach

**Zutaten:**

- 150 g vorgekochte Rote Beete, in dünne Scheiben geschnitten
- 50 g Ziegenkäse, zerkrümelt
- 1 TL Olivenöl
- Eine Prise schwarzer Pfeffer
- Frische Kräuter (z.B. Dill), zum Garnieren

**Zubereitung:**

1. Rote Beete Scheiben auf zwei Tellern anrichten.
2. Ziegenkäse darüber streuen und mit Olivenöl beträufeln.
3. Mit schwarzem Pfeffer würzen und mit frischen Kräutern garnieren.

**Nährwerte (pro Portion):** Kalorien 150 | Fett 9 g | Kohlenhydrate 13 g | Protein 6 g

## 31. Glutenfreier Buchweizenwrap mit Gemüsefüllung

**Zubereitungszeit:** 10 Minuten | **Kochzeit:** 5 Minuten | **Portionen:** 2

**Schwierigkeiten:** Einfach

**Zutaten:**

- 2 glutenfreie Buchweizenwraps
- 100 g gemischtes Gemüse (Paprika, Spinat, Karotte), fein geschnitten
- 50 g Frischkäse
- 1 TL Olivenöl
- Salz

**Zubereitung:**

1. Gemüse in einer Pfanne mit Olivenöl und einer Prise Salz kurz anbraten, bis es leicht weich ist.
2. Wraps erwärmen, mit Frischkäse bestreichen und das Gemüse darauf verteilen.
3. Wraps einrollen und sofort servieren.

**Nährwerte (pro Portion):** Kalorien 250 | Fett 11 g | Kohlenhydrate 34 g | Protein 7 g

## 32. Linsen-Dal mit Kurkuma und Koriander

**Zubereitungszeit:** 5 Minuten | **Kochzeit:** 25 Minuten | **Portionen:** 2

**Schwierigkeiten:** Einfach

**Zutaten:**

- 100 g rote Linsen
- 1 TL Kurkuma
- 1 TL frischer Koriander, gehackt
- 1 TL Olivenöl
- Salz

**Zubereitung:**

1. Linsen gründlich waschen und mit der doppelten Menge Wasser, Kurkuma und einer Prise Salz in einem Topf zum Kochen bringen.
2. Bei niedriger Hitze 20 Minuten köcheln lassen, bis die Linsen weich sind und die Flüssigkeit aufgesogen haben.
3. Vom Herd nehmen, Olivenöl einrühren und mit frischem Koriander garnieren.

**Nährwerte (pro Portion):** Kalorien 220 | Fett 5 g | Kohlenhydrate 32 g | Protein 11 g

## 33. Vegane Erbsencremesuppe mit Minze

**Zubereitungszeit:** 5 Minuten | **Kochzeit:** 20 Minuten | **Portionen:** 2
**Schwierigkeiten:** Einfach
**Zutaten:**

- 200 g gefrorene Erbsen
- 200 ml Gemüsebrühe
- 1 TL frische Minze, fein gehackt
- 1 TL Olivenöl
- Salz

**Zubereitung:**

1. In einem Topf die Gemüsebrühe zum Kochen bringen und die Erbsen hinzufügen.
2. 15 Minuten köcheln lassen, bis die Erbsen weich sind.
3. Die Suppe pürieren, Minze einrühren und mit Salz abschmecken.
4. Mit einem Schuss Olivenöl servieren.

**Nährwerte (pro Portion):** Kalorien 140 | Fett 4 g | Kohlenhydrate 20 g | Protein 6 g

## 34. Wildreis mit gedünstetem Brokkoli und Karotten

**Zubereitungszeit:** 5 Minuten | **Kochzeit:** 25 Minuten | **Portionen:** 2
**Schwierigkeiten:** Einfach

**Zutaten:**

- 100 g Wildreis
- 100 g Brokkoli, in Röschen zerteilt
- 100 g Karotten, in dünne Scheiben geschnitten
- 1 TL Olivenöl
- Salz

**Zubereitung:**

1. Wildreis gemäß Packungsanleitung kochen.
2. Brokkoli und Karotten in einem Dämpfeinsatz über kochendem Wasser ca. 10 Minuten dämpfen, bis sie weich sind.
3. Gedünstetes Gemüse mit dem gekochten Wildreis vermischen, mit Olivenöl beträufeln und salzen.
4. Warm servieren.

**Nährwerte (pro Portion):** Kalorien 220 | Fett 4 g | Kohlenhydrate 40 g | Protein 6 g

## 35. Zartes Putensteak mit Süßkartoffelpüree

**Zubereitungszeit:** 10 Minuten | **Kochzeit:** 20 Minuten | **Portionen:** 2

**Schwierigkeiten:** Einfach

**Zutaten:**

- 2 Putensteaks (je 150 g)
- 200 g Süßkartoffeln, geschält und gewürfelt
- 1 TL Olivenöl
- Salz
- Frische Kräuter nach Wahl (z.B. Thymian)

**Zubereitung:**

1. Süßkartoffeln in Salzwasser weich kochen, abgießen und zu Püree zerstampfen.
2. Putensteaks salzen und in einer Pfanne mit Olivenöl von beiden Seiten je 5 Minuten braten, bis sie durchgegart sind.
3. Putensteaks mit Süßkartoffelpüree servieren und mit frischen Kräutern garnieren.

**Nährwerte (pro Portion):** Kalorien 300 | Fett 8 g | Kohlenhydrate 28 g | Protein 30 g

## 36. Lachs-Tatar mit Avocado und Dill

**Zubereitungszeit:** 15 Minuten | **Kochzeit:** 0 Minuten | **Portionen:** 2

**Schwierigkeiten:** Mittel

**Zutaten:**

- 200 g frischer Lachs, fein gewürfelt
- 1 reife Avocado, gewürfelt
- 1 TL frischer Dill, fein gehackt
- 1 TL Olivenöl
- Salz

**Zubereitung:**

1. Lachs, Avocado und Dill in einer Schüssel vorsichtig vermischen.
2. Olivenöl und eine Prise Salz hinzufügen und alles gut vermengen.
3. Kalt stellen und frisch servieren.

**Nährwerte (pro Portion):** Kalorien 320 | Fett 22 g | Kohlenhydrate 8 g | Protein 23 g

## 37. Gegrillte Paprika mit Quinoa-Füllung

**Zubereitungszeit:** 10 Minuten | **Kochzeit:** 20 Minuten | **Portionen:** 2
**Schwierigkeiten:** Mittel

**Zutaten:**

- 2 große rote Paprikaschoten, halbiert und entkernt
- 100 g Quinoa, gekocht
- 50 g Feta, zerkrümelt
- 1 TL Olivenöl
- Salz

**Zubereitung:**

1. Ofen auf 200°C vorheizen.
2. Quinoa mit Feta mischen und die Paprikahälften damit füllen.
3. Die gefüllten Paprika auf ein Backblech legen, mit Olivenöl beträufeln und salzen.
4. Im Ofen 20 Minuten backen, bis die Paprika weich und die Füllung heiß ist.

**Nährwerte (pro Portion):** Kalorien 250 | Fett 10 g | Kohlenhydrate 30 g | Protein 8 g

## 38. Bunte Gemüse-Quiche ohne Teig

**Zubereitungszeit:** 10 Minuten | **Kochzeit:** 30 Minuten | **Portionen:** 2
**Schwierigkeiten:** Mittel

**Zutaten:**

- 3 Eier
- 100 g gemischtes Gemüse (z.B. Zucchini, Tomaten, Spinat), fein geschnitten
- 50 g geriebener Käse
- 1 TL Olivenöl
- Salz

**Zubereitung:**

1. Ofen auf 180°C vorheizen.
2. Eier verquirlen, Gemüse und Käse unterrühren und mit Salz würzen.
3. Eine mit Olivenöl eingefettete Pie-Form füllen.
4. Im Ofen 30 Minuten backen, bis die Quiche fest und goldbraun ist.

**Nährwerte (pro Portion):** Kalorien 280 | Fett 20 g | Kohlenhydrate 10 g | Protein 16 g

## 39. Kalte Gurkensuppe mit Joghurt und Dill

**Zubereitungszeit:** 10 Minuten | **Kochzeit:** 0 Minuten | **Portionen:** 2

**Schwierigkeiten:** Einfach

**Zutaten:**

- 1 große Gurke, geschält und grob gehackt
- 200 ml Naturjoghurt
- 1 TL frischer Dill, fein gehackt
- 1 TL Olivenöl
- Salz

**Zubereitung:**

1. Gurke, Joghurt, und Dill in einen Mixer geben und pürieren, bis eine glatte Suppe entsteht.
2. Mit Olivenöl und einer Prise Salz abschmecken.
3. Die Suppe kalt stellen und gekühlt servieren.

**Nährwerte (pro Portion):** Kalorien 120 | Fett 7 g | Kohlenhydrate 10 g | Protein 5 g

## 40. Spinat-Lasagne mit Ricotta

**Zubereitungszeit:** 15 Minuten | **Kochzeit:** 25 Minuten | **Portionen:** 2

**Schwierigkeiten:** Mittel

**Zutaten:**

- 150 g frischer Spinat
- 100 g Ricotta
- 4 Lasagneblätter (vorzugsweise Vollkorn)
- 1 TL Olivenöl
- Salz

**Zubereitung:**

1. Ofen auf 180°C vorheizen.
2. Spinat in einer Pfanne mit etwas Wasser kurz dünsten, bis er zusammenfällt.
3. Spinat mit Ricotta mischen und salzen.
4. Eine Schicht Lasagneblätter in eine kleine, mit Olivenöl eingefettete Auflaufform legen, Spinat-Ricotta-Mischung darüber verteilen und Vorgang wiederholen.
5. Mit Lasagneblättern abschließen und 25 Minuten backen.

**Nährwerte (pro Portion):** Kalorien 320 | Fett 12 g | Kohlenhydrate 38 g | Protein 18 g

## 41. Gedämpfter Kabeljau mit Tomaten-Olivensalsa

**Zubereitungszeit:** 10 Minuten | **Kochzeit:** 10 Minuten | **Portionen:** 2

**Schwierigkeiten:** Einfach

**Zutaten:**

- 2 Kabeljaufilets (je 150 g)
- 100 g Tomaten, gewürfelt
- 30 g schwarze Oliven, entsteint und gehackt
- 1 TL Olivenöl
- Salz

**Zubereitung:**

1. Kabeljau in einem Dämpfeinsatz über kochendem Wasser 10 Minuten dämpfen, bis er durchgegart ist.
2. Tomaten und Oliven mit Olivenöl mischen und salzen.
3. Kabeljau auf Teller anrichten und mit der Tomaten-Olivensalsa servieren.

**Nährwerte (pro Portion):** Kalorien 220 | Fett 8 g | Kohlenhydrate 4 g | Protein 32 g

## 42. Pilzrisotto mit Parmesan

**Zubereitungszeit:** 5 Minuten | **Kochzeit:** 25 Minuten | **Portionen:** 2

**Schwierigkeiten:** Mittel

**Zutaten:**

- 100 g Risottoreis
- 150 g Pilze, gemischt und geschnitten
- 30 g Parmesan, gerieben
- 1 TL Olivenöl
- Salz

**Zubereitung:**

1. Pilze in einer Pfanne mit Olivenöl anbraten, bis sie weich sind.
2. Risottoreis hinzufügen und kurz mitbraten.
3. Nach und nach heißes Wasser hinzufügen und rühren, bis der Reis weich und cremig ist (ca. 20 Minuten).
4. Geriebenen Parmesan unterrühren und mit Salz abschmecken.

**Nährwerte (pro Portion):** Kalorien 350 | Fett 10 g | Kohlenhydrate 52 g | Protein 12 g

## 43. Zitronen-Hähnchen mit Thymian

**Zubereitungszeit:** 5 Minuten | **Kochzeit:** 20 Minuten | **Portionen:** 2

**Schwierigkeiten:** Einfach

**Zutaten:**

- 2 Hähnchenbrustfilets (je 150 g)
- Saft von 1 Zitrone
- 1 TL frischer Thymian, gehackt
- 1 TL Olivenöl
- Salz

**Zubereitung:**

1. Hähnchenbrustfilets mit Zitronensaft, Thymian und einer Prise Salz marinieren.
2. In einer Pfanne mit Olivenöl von beiden Seiten je 5 Minuten braten, bis das Hähnchen durchgegart und außen goldbraun ist.
3. Mit frischem Thymian garnieren und servieren.

**Nährwerte (pro Portion):** Kalorien 200 | Fett 5 g | Kohlenhydrate 3 g | Protein 34 g

## 44. Balsamico-Rote-Bete-Salat mit Pinienkernen

**Zubereitungszeit:** 10 Minuten | **Kochzeit:** 0 Minuten | **Portionen:** 2

**Schwierigkeiten:** Einfach

**Zutaten:**

- 150 g Rote Bete, vorgekocht und in dünne Scheiben geschnitten
- 1 EL Pinienkerne, geröstet
- 1 TL Balsamico-Essig
- 1 TL Olivenöl
- Salz

**Zubereitung:**

1. Rote Bete in einer Schüssel anrichten.
2. Pinienkerne, Balsamico-Essig und Olivenöl darüber geben und leicht salzen.
3. Alles vorsichtig vermischen und sofort servieren.

**Nährwerte (pro Portion):** Kalorien 180 | Fett 9 g | Kohlenhydrate 20 g | Protein 4 g

## 45. Vegane Kichererbsen-Buletten mit Tzatziki

**Zubereitungszeit:** 15 Minuten | **Kochzeit:** 10 Minuten | **Portionen:** 2
**Schwierigkeiten:** Mittel

**Zutaten:**

- 200 g Kichererbsen, gekocht und abgetropft
- 100 g Gurke, geraspelt
- 1 EL Dill, fein gehackt
- 1 TL Olivenöl
- Salz

**Zubereitung:**

1. Kichererbsen pürieren und zu kleinen Buletten formen.
2. In einer Pfanne mit Olivenöl die Buletten von beiden Seiten anbraten, bis sie goldbraun sind.
3. Für das Tzatziki Gurke mit Dill mischen und eine Prise Salz hinzufügen.
4. Buletten mit Tzatziki servieren.

**Nährwerte (pro Portion):** Kalorien 270 | Fett 8 g | Kohlenhydrate 38 g | Protein 12 g

## 46. Spinat und Feta gefüllte Paprikaschoten

**Zubereitungszeit:** 10 Minuten | **Kochzeit:** 20 Minuten | **Portionen:** 2
**Schwierigkeiten:** Einfach

**Zutaten:**

- 2 große Paprikaschoten, halbiert und entkernt
- 150 g Spinat, frisch und gehackt
- 50 g Feta, zerkrümelt
- 1 TL Olivenöl
- Salz

**Zubereitung:**

1. Ofen auf 180°C vorheizen.
2. Spinat in einer Pfanne mit ein wenig Wasser kurz dünsten, bis er zusammenfällt.
3. Feta unter den Spinat mischen und mit einer Prise Salz würzen.
4. Die Mischung in die Paprikahälften füllen, mit Olivenöl beträufeln und im Ofen 20 Minuten backen.

**Nährwerte (pro Portion):** Kalorien 200 | Fett 12 g | Kohlenhydrate 18 g | Protein 7 g

## 47. Süßkartoffel-Curry mit Kokosmilch

**Zubereitungszeit:** 10 Minuten | **Kochzeit:** 20 Minuten | **Portionen:** 2

**Schwierigkeiten:** Mittel

**Zutaten:**

- 200 g Süßkartoffeln, gewürfelt
- 200 ml Kokosmilch
- 1 TL Currypulver
- 1 TL Olivenöl
- Salz

**Zubereitung:**

1. In einem Topf Olivenöl erhitzen und die Süßkartoffeln darin anbraten.
2. Currypulver über die Süßkartoffeln streuen und kurz mitbraten.
3. Kokosmilch hinzufügen, salzen und alles 20 Minuten köcheln lassen, bis die Süßkartoffeln weich sind.
4. Heiß servieren.

**Nährwerte (pro Portion):** Kalorien 300 | Fett 18 g | Kohlenhydrate 32 g | Protein 3 g

## 48. Zucchinisuppe mit Basilikumschaum

**Zubereitungszeit:** 5 Minuten | **Kochzeit:** 20 Minuten | **Portionen:** 2

**Schwierigkeiten:** Einfach

**Zutaten:**

- 200 g Zucchini, grob gehackt
- 200 ml Gemüsebrühe
- 1 TL frischer Basilikum, fein gehackt
- 1 TL Olivenöl
- Salz

**Zubereitung:**

1. In einem Topf Olivenöl erhitzen und die Zucchini darin anbraten, bis sie weich werden.
2. Gemüsebrühe hinzufügen und die Zucchini vollständig garen.
3. Die Suppe pürieren, mit Basilikum und Salz abschmecken.
4. Vor dem Servieren Basilikumschaum obenauf geben.

**Nährwerte (pro Portion):** Kalorien 90 | Fett 5 g | Kohlenhydrate 10 g | Protein 2 g

## 49. Lammfilet auf Blumenkohlpüree

**Zubereitungszeit:** 10 Minuten | **Kochzeit:** 20 Minuten | **Portionen:** 2
**Schwierigkeiten:** Mittel
**Zutaten:**

- 2 Lammfilets (je 150 g)
- 200 g Blumenkohl, in Röschen geschnitten
- 1 TL Olivenöl
- Salz
- Frische Kräuter zum Garnieren (z.B. Rosmarin)

**Zubereitung:**

1. Ofen auf 180°C vorheizen.
2. Lammfilets salzen und in einer Pfanne mit Olivenöl von jeder Seite 3 Minuten anbraten, bis sie goldbraun sind.
3. Filets in den Ofen geben und 10 Minuten fertig garen.
4. Parallel dazu Blumenkohl in Salzwasser weich kochen, abgießen und zu Püree verarbeiten.
5. Lammfilets auf Blumenkohlpüree anrichten und mit frischen Kräutern garnieren.

**Nährwerte (pro Portion):** Kalorien 300 | Fett 15 g | Kohlenhydrate 8 g | Protein 35 g

## 50. Grünkohlsalat mit gerösteten Kürbiskernen und Äpfeln

**Zubereitungszeit:** 15 Minuten | **Kochzeit:** 0 Minuten | **Portionen:** 2

**Schwierigkeiten:** Einfach

**Zutaten:**

- 100 g Grünkohl, grob gehackt
- 1 Apfel, in dünne Scheiben geschnitten
- 2 EL Kürbiskerne, geröstet
- 1 TL Olivenöl
- Salz

**Zubereitung:**

1. Grünkohl in eine Schüssel geben und leicht massieren, um ihn weicher zu machen.
2. Apfelscheiben und geröstete Kürbiskerne hinzufügen.
3. Mit Olivenöl beträufeln und salzen, dann gut vermischen und servieren.

**Nährwerte (pro Portion):** Kalorien 180 | Fett 9 g | Kohlenhydrate 23 g | Protein 4 g

## 51. Orangen-Karotten-Salat mit Walnüssen

**Zubereitungszeit:** 10 Minuten | **Kochzeit:** 0 Minuten | **Portionen:** 2

**Schwierigkeiten:** Einfach

**Zutaten:**

- 200 g Karotten, geraspelt
- 1 Orange, geschält und in Stücke geschnitten
- 30 g Walnüsse, grob gehackt
- 1 TL Olivenöl
- Salz

**Zubereitung:**

1. Karotten, Orangenstücke und Walnüsse in einer Schüssel vermischen.
2. Mit Olivenöl beträufeln und leicht salzen.
3. Alles gut vermengen und frisch servieren.

**Nährwerte (pro Portion):** Kalorien 220 | Fett 15 g | Kohlenhydrate 20 g | Protein 3 g

## 52. Kabeljau in Senfsauce mit Dampfgemüse

**Zubereitungszeit:** 10 Minuten | **Kochzeit:** 20 Minuten | **Portionen:** 2

**Schwierigkeiten:** Einfach

**Zutaten:**

- 2 Kabeljaufilets (je 150 g)
- 150 g gemischtes Gemüse (z.B. Karotten, Brokkoli), gedämpft
- 1 EL Senf
- 1 TL Olivenöl
- Salz

**Zubereitung:**

1. Kabeljau in einem Dämpfeinsatz über kochendem Wasser ca. 10 Minuten dämpfen.
2. Für die Sauce Senf mit Olivenöl und einer Prise Salz verrühren.
3. Kabeljau und Gemüse auf Tellern anrichten und mit der Senfsauce servieren.

**Nährwerte (pro Portion):** Kalorien 240 | Fett 7 g | Kohlenhydrate 8 g | Protein 34 g

## 53. Vegetarischer Borschtsch

**Zubereitungszeit:** 10 Minuten | **Kochzeit:** 30 Minuten | **Portionen:** 2
**Schwierigkeiten:** Mittel

**Zutaten:**

- 200 g Rote Bete, gewürfelt
- 100 g Weißkohl, fein geschnitten
- 1 Kartoffel, gewürfelt
- 1 TL Olivenöl
- Salz

**Zubereitung:**

1. In einem Topf Olivenöl erhitzen und Rote Bete, Weißkohl und Kartoffel bei mittlerer Hitze anbraten.
2. Mit Wasser abdecken, salzen und ca. 30 Minuten köcheln lassen, bis das Gemüse weich ist.
3. Heiß servieren, idealerweise mit einem Klecks Sauerrahm, falls verträglich.

**Nährwerte (pro Portion):** Kalorien 150 | Fett 5 g | Kohlenhydrate 24 g | Protein 3 g

## 54. Gegrillte Auberginen-Rollen mit Ricotta-Füllung

**Zubereitungszeit:** 15 Minuten | **Kochzeit:** 10 Minuten | **Portionen:** 2
**Schwierigkeiten:** Mittel

**Zutaten:**

- 1 große Aubergine, längs in dünne Scheiben geschnitten
- 100 g Ricotta
- Einige Basilikumblätter, fein gehackt
- 1 TL Olivenöl
- Salz

**Zubereitung:**

1. Auberginenscheiben mit etwas Olivenöl bestreichen und auf einem Grill oder in einer Grillpfanne von beiden Seiten grillen, bis sie weich und leicht gebräunt sind.
2. Jede Auberginenscheibe mit Ricotta bestreichen, mit Basilikum bestreuen und vorsichtig aufrollen.
3. Die Rollen mit einer Prise Salz bestreuen und entweder warm oder bei Raumtemperatur servieren.

**Nährwerte (pro Portion):** Kalorien 200 | Fett 14 g | Kohlenhydrate 12 g | Protein 7 g

## 55. Kalbsfleischbällchen in Tomatensauce

**Zubereitungszeit:** 20 Minuten | **Kochzeit:** 30 Minuten | **Portionen:** 2

**Schwierigkeiten:** Mittel

**Zutaten:**

- 200 g Kalbsfleisch, fein gehackt
- 200 g passierte Tomaten
- 1 TL getrockneter Oregano
- 1 TL Olivenöl
- Salz

**Zubereitung:**

1. Kalbsfleisch mit Salz und Oregano mischen und kleine Bällchen formen.
2. In einer Pfanne Olivenöl erhitzen und die Fleischbällchen von allen Seiten anbraten, bis sie rundum braun sind.
3. Passierte Tomaten dazugeben und bei niedriger Hitze 20 Minuten köcheln lassen, bis die Sauce eindickt und die Fleischbällchen gar sind.
4. Heiß servieren, idealerweise mit etwas frischem Basilikum garniert.

**Nährwerte (pro Portion):** Kalorien 250 | Fett 15 g | Kohlenhydrate 8 g | Protein 22 g

## Beruhigende Abendmahlzeiten

## 56. Hühnchen-Kokos-Suppe mit Zitronengras

**Zubereitungszeit:** 10 Minuten | **Kochzeit:** 20 Minuten | **Portionen:** 2

**Schwierigkeiten:** Einfach

**Zutaten:**

- 150 g Hühnchenbrust, in Streifen
- 200 ml Kokosmilch
- 1 Stange Zitronengras, fein gehackt
- 1 TL Olivenöl
- Salz

**Zubereitung:**

1. Olivenöl in einem Topf erhitzen und die Hühnchenstreifen kurz anbraten.
2. Zitronengras hinzufügen und kurz mitbraten.
3. Mit Kokosmilch auffüllen, leicht salzen und 20 Minuten köcheln lassen.
4. Heiß servieren, idealerweise mit frischem Koriander garniert.

**Nährwerte (pro Portion):** Kalorien 300 | Fett 20 g | Kohlenhydrate 5 g | Protein 25 g

## 57. Gedünsteter Schellfisch mit Kartoffeln und Dill

**Zubereitungszeit:** 5 Minuten | **Kochzeit:** 20 Minuten | **Portionen:** 2

**Schwierigkeiten:** Einfach

**Zutaten:**

- 2 Schellfischfilets (je 150 g)
- 200 g Kartoffeln, geschält und gewürfelt
- 1 TL Dill, frisch gehackt
- 1 TL Olivenöl
- Salz

**Zubereitung:**

1. Kartoffeln in Salzwasser kochen, bis sie fast weich sind.
2. Schellfisch über den Kartoffeln in einem Dämpfeinsatz 10 Minuten garen.
3. Fisch und Kartoffeln mit Olivenöl beträufeln und mit Dill bestreuen.
4. Mit einer Prise Salz abschmecken und servieren.

**Nährwerte (pro Portion):** Kalorien 260 | Fett 5 g | Kohlenhydrate 20 g | Protein 30 g

# 58. Kichererbsen-Stew mit Spinat

**Zubereitungszeit:** 10 Minuten | **Kochzeit:** 15 Minuten | **Portionen:** 2

**Schwierigkeiten:** Einfach

**Zutaten:**

- 200 g Kichererbsen, gekocht
- 100 g frischer Spinat
- 1 TL Kreuzkümmel
- 1 TL Olivenöl
- Salz

**Zubereitung:**

1. Olivenöl in einem Topf erhitzen und den Kreuzkümmel kurz anrösten.
2. Kichererbsen hinzufügen und mit etwas Wasser 10 Minuten köcheln lassen.
3. Spinat unterrühren und zusammenfallen lassen.
4. Mit Salz abschmecken und heiß servieren.

**Nährwerte (pro Portion):** Kalorien 280 | Fett 6 g | Kohlenhydrate 40 g | Protein 12 g

# 59. Gemüserisotto mit Safran

**Zubereitungszeit:** 10 Minuten | **Kochzeit:** 20 Minuten | **Portionen:** 2

**Schwierigkeiten:** Mittel

**Zutaten:**

- 100 g Risottoreis
- 200 g gemischtes Gemüse (z.B. Zucchini, Karotten), gewürfelt
- 1 TL Safranfäden
- 1 TL Olivenöl
- Salz

**Zubereitung:**

1. In einem Topf Olivenöl erhitzen und das Gemüse darin anbraten.
2. Risottoreis hinzufügen und kurz mitbraten.
3. Nach und nach Wasser hinzufügen und rühren, bis der Reis weich und cremig ist (ca. 20 Minuten).
4. Safran und Salz unterrühren und servieren.

**Nährwerte (pro Portion):** Kalorien 270 | Fett 5 g | Kohlenhydrate 48 g | Protein 6 g

# 60. Linsensuppe mit Sellerie und Karotten

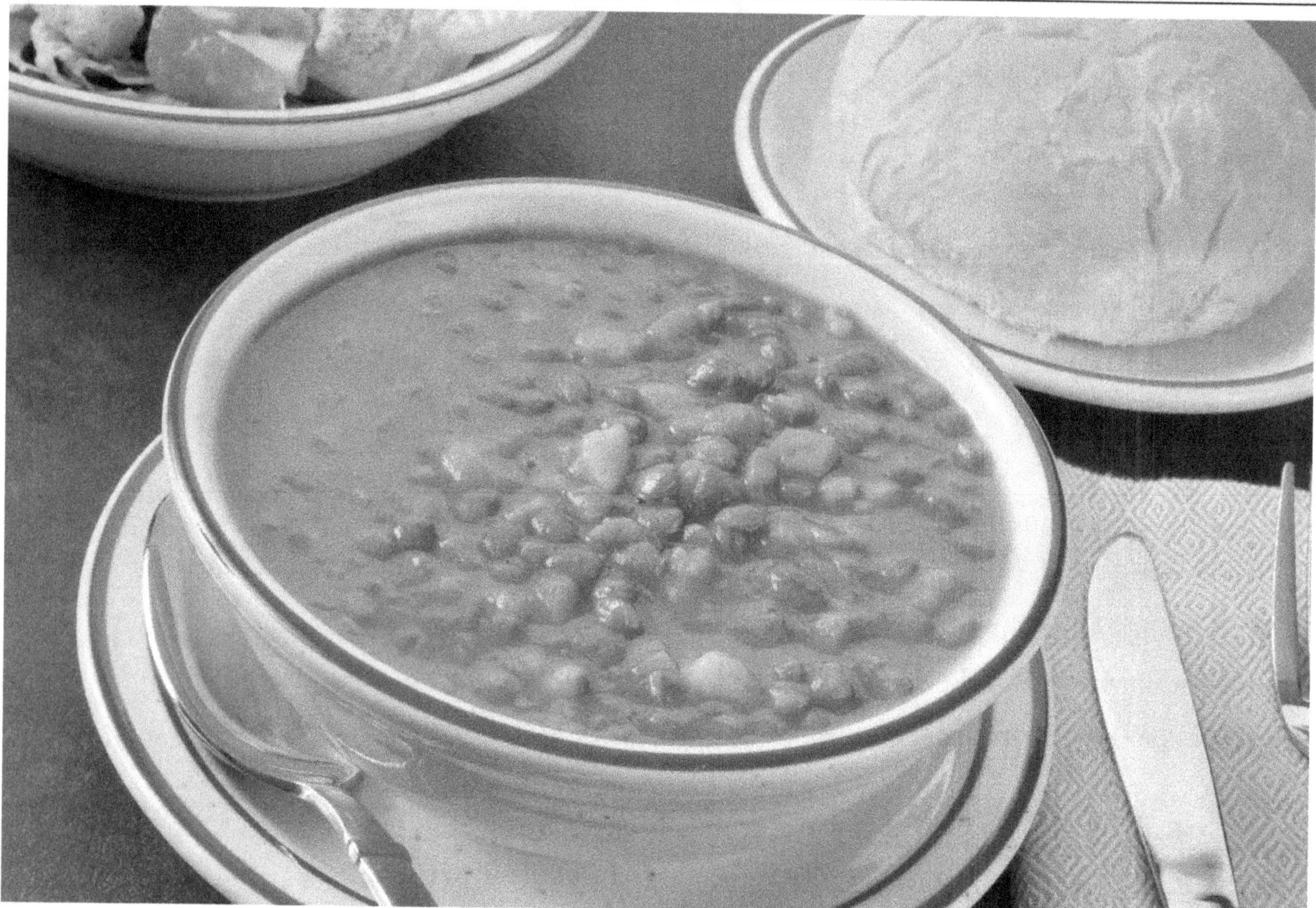

**Zubereitungszeit:** 10 Minuten | **Kochzeit:** 20 Minuten | **Portionen:** 2

**Schwierigkeiten:** Einfach

**Zutaten:**

- 100 g rote Linsen
- 1 Stange Sellerie, gewürfelt
- 1 Karotte, gewürfelt
- 1 TL Olivenöl
- Salz

**Zubereitung:**

1. In einem Topf Olivenöl erhitzen und Sellerie und Karotten darin anbraten.
2. Linsen hinzufügen, mit Wasser abdecken und 20 Minuten köcheln lassen.
3. Mit Salz abschmecken und servieren.

**Nährwerte (pro Portion):** Kalorien 200 | Fett 5 g | Kohlenhydrate 30 g | Protein 10 g

## 61. Geröstete Süßkartoffeln mit Quark

**Zubereitungszeit:** 5 Minuten | **Kochzeit:** 25 Minuten | **Portionen:** 2

**Schwierigkeiten:** Einfach

**Zutaten:**

- 2 mittelgroße Süßkartoffeln, geschält und in Würfel geschnitten
- 100 g Quark
- 1 TL Olivenöl
- Salz
- Frische Kräuter (z.B. Schnittlauch), zum Garnieren

**Zubereitung:**

1. Ofen auf 200°C vorheizen.
2. Süßkartoffelwürfel mit Olivenöl und Salz vermengen und auf einem Backblech verteilen.
3. 25 Minuten backen, bis sie goldbraun sind.
4. Mit Quark servieren und mit frischen Kräutern garnieren.

**Nährwerte (pro Portion):** Kalorien 250 | Fett 7 g | Kohlenhydrate 40 g | Protein 6 g

## 62. Einfaches Omelett mit Schnittlauch

**Zubereitungszeit:** 5 Minuten | **Kochzeit:** 5 Minuten | **Portionen:** 2

**Schwierigkeiten:** Einfach

**Zutaten:**

- 4 Eier
- 1 TL frischer Schnittlauch, fein gehackt
- 1 TL Olivenöl
- Salz

**Zubereitung:**

1. Eier in einer Schüssel verquirlen und salzen.
2. In einer Pfanne Olivenöl erhitzen und die Eier hineingeben.
3. Bei mittlerer Hitze stocken lassen und mit Schnittlauch bestreuen.
4. Omelett halbieren und servieren.

**Nährwerte (pro Portion):** Kalorien 180 | Fett 12 g | Kohlenhydrate 1 g | Protein 15 g

## 63. Ratatouille mit milden Gewürzen

**Zubereitungszeit:** 10 Minuten | **Kochzeit:** 20 Minuten | **Portionen:** 2

**Schwierigkeiten:** Einfach

**Zutaten:**

- 1 Aubergine, gewürfelt
- 1 Zucchini, gewürfelt
- 2 Tomaten, gewürfelt
- 1 TL mildes Paprikapulver
- 1 TL Olivenöl
- Salz

**Zubereitung:**

1. In einem Topf Olivenöl erhitzen und Aubergine und Zucchini anbraten.
2. Tomaten und Paprikapulver hinzufügen, leicht salzen und 20 Minuten köcheln lassen.
3. Heiß servieren, idealerweise mit frischem Basilikum.

**Nährwerte (pro Portion):** Kalorien 170 | Fett 8 g | Kohlenhydrate 20 g | Protein 3 g

## 64. Dorschfilet mit Kräuterkruste

**Zubereitungszeit:** 10 Minuten | **Kochzeit:** 15 Minuten | **Portionen:** 2

**Schwierigkeiten:** Mittel

**Zutaten:**

- 2 Dorschfilets (je 150 g)
- 1 TL gemischte Kräuter (z.B. Petersilie, Dill), fein gehackt
- 1 TL Olivenöl
- Salz
- 1 TL Semmelbrösel

**Zubereitung:**

1. Ofen auf 200°C vorheizen.
2. Dorschfilets salzen und mit Olivenöl leicht bestreichen.
3. Gemischte Kräuter und Semmelbrösel mischen und auf den Filets verteilen.
4. Im Ofen ca. 15 Minuten backen, bis die Kruste goldbraun ist.
5. Warm servieren, idealerweise mit einem frischen Salat.

**Nährwerte (pro Portion):** Kalorien 220 | Fett 5 g | Kohlenhydrate 6 g | Protein 34 g

## 65. Vegetarische Paella mit Safran

**Zubereitungszeit:** 10 Minuten | **Kochzeit:** 25 Minuten | **Portionen:** 2

**Schwierigkeiten:** Mittel

**Zutaten:**

- 100 g Paellareis
- 200 g gemischtes Gemüse (z.B. Paprika, Erbsen, grüne Bohnen)
- 1 TL Safranfäden
- 1 TL Olivenöl
- Salz

**Zubereitung:**

1. In einer großen Pfanne Olivenöl erhitzen und das Gemüse kurz anbraten.
2. Reis hinzufügen und kurz mit anbraten.
3. Safran und doppelt so viel Wasser wie Reis hinzufügen, salzen und auf niedriger Hitze köcheln lassen, bis der Reis gar ist und die Flüssigkeit aufgesogen wurde.
4. Heiß servieren, garniert mit frischen Kräutern.

**Nährwerte (pro Portion):** Kalorien 280 | Fett 5 g | Kohlenhydrate 50 g | Protein 6 g

## 66. Huhn in leichter Senf-Sahne-Sauce

**Zubereitungszeit:** 10 Minuten | **Kochzeit:** 20 Minuten | **Portionen:** 2

**Schwierigkeiten:** Einfach

**Zutaten:**

- 2 Hühnerbrustfilets (je 150 g)
- 1 TL Dijon-Senf
- 100 ml Sahne
- 1 TL Olivenöl
- Salz

**Zubereitung:**

1. In einer Pfanne Olivenöl erhitzen und die Hühnerbrustfilets von beiden Seiten anbraten.
2. Senf und Sahne hinzufügen, leicht salzen und bei niedriger Hitze 10 Minuten köcheln lassen.
3. Sauce sollte leicht eindicken. Hühnchen in der Sauce servieren.

**Nährwerte (pro Portion):** Kalorien 320 | Fett 20 g | Kohlenhydrate 3 g | Protein 30 g

## 67. Gegrillte Forelle mit Zitronenbutter

**Zubereitungszeit:** 5 Minuten | **Kochzeit:** 10 Minuten | **Portionen:** 2

**Schwierigkeiten:** Einfach

**Zutaten:**

- 2 Forellenfilets (je 150 g)
- 1 TL Butter
- Saft einer halben Zitrone
- 1 TL Olivenöl
- Salz

**Zubereitung:**

1. Grill vorheizen.
2. Forellenfilets salzen, mit Olivenöl bestreichen und auf den Grill legen.
3. Ca. 5 Minuten pro Seite grillen.
4. Butter und Zitronensaft in einer kleinen Pfanne schmelzen und über die gegrillten Forellenfilets geben.
5. Sofort servieren.

**Nährwerte (pro Portion):** Kalorien 280 | Fett 15 g | Kohlenhydrate 1 g | Protein 34 g

## 68. Seelachsfilet auf Spinatbett

**Zubereitungszeit:** 5 Minuten | **Kochzeit:** 15 Minuten | **Portionen:** 2

**Schwierigkeiten:** Einfach

**Zutaten:**

- 2 Seelachsfilets (je 150 g)
- 200 g frischer Spinat
- 1 TL Olivenöl
- Salz
- 1 TL Zitronensaft

**Zubereitung:**

1. Spinat in einer großen Pfanne mit Olivenöl dünsten, bis er zusammenfällt.
2. Seelachsfilets salzen und in einer separaten Pfanne in Olivenöl 3 Minuten pro Seite braten.
3. Fisch auf dem Spinat anrichten, mit Zitronensaft beträufeln.
4. Warm servieren.

**Nährwerte (pro Portion):** Kalorien 220 | Fett 6 g | Kohlenhydrate 3 g | Protein 36 g

## 69. Auberginen-Moussaka ohne Béchamel

**Zubereitungszeit:** 15 Minuten | **Kochzeit:** 30 Minuten | **Portionen:** 2

**Schwierigkeiten:** Mittel

**Zutaten:**

- 1 große Aubergine, in Scheiben geschnitten
- 150 g mageres Rinderhack
- 200 g passierte Tomaten
- 1 TL Olivenöl
- Salz

**Zubereitung:**

1. Ofen auf 180°C vorheizen.
2. Auberginenscheiben mit Olivenöl bestreichen und im Ofen 10 Minuten rösten.
3. In einer Pfanne das Rinderhack anbraten, passierte Tomaten hinzufügen und mit Salz würzen.
4. In einer Auflaufform abwechselnd Schichten von Aubergine und Rinderhack anlegen.
5. 20 Minuten im Ofen backen und heiß servieren.

**Nährwerte (pro Portion):** Kalorien 320 | Fett 18 g | Kohlenhydrate 20 g | Protein 22 g

## 70. Tofu-Gemüse-Stir Fry mit Basmatireis

**Zubereitungszeit:** 10 Minuten | **Kochzeit:** 15 Minuten | **Portionen:** 2

**Schwierigkeiten:** Einfach

**Zutaten:**

- 200 g Tofu, gewürfelt
- 200 g gemischtes Gemüse (z.B. Paprika, Brokkoli)
- 100 g Basmatireis
- 1 TL Sesamöl
- Salz

**Zubereitung:**

1. Basmatireis nach Packungsanweisung kochen.
2. Sesamöl in einer Pfanne erhitzen, Tofu und Gemüse darin anbraten, bis sie goldbraun sind.
3. Mit Salz würzen und zusammen mit dem gekochten Reis servieren.

**Nährwerte (pro Portion):** Kalorien 360 | Fett 10 g | Kohlenhydrate 48 g | Protein 18 g

## 71. Rührei mit gedünsteten Tomaten

**Zubereitungszeit:** 5 Minuten | **Kochzeit:** 10 Minuten | **Portionen:** 2

**Schwierigkeiten:** Einfach

**Zutaten:**

- 4 Eier
- 100 g Tomaten, halbiert
- 1 TL Olivenöl
- Salz
- Frische Kräuter (z.B. Basilikum)

**Zubereitung:**

1. Eier in einer Schüssel verquirlen, salzen.
2. Olivenöl in einer Pfanne erhitzen, Tomaten darin einige Minuten dünsten.
3. Eier hinzufügen und rühren, bis sie gestockt sind.
4. Mit frischen Kräutern bestreuen und servieren.

**Nährwerte (pro Portion):** Kalorien 220 | Fett 16 g | Kohlenhydrate 4 g | Protein 14 g

## 72. Kartoffel-Lauch-Suppe

**Zubereitungszeit:** 10 Minuten | **Kochzeit:** 20 Minuten | **Portionen:** 2

**Schwierigkeiten:** Einfach

**Zutaten:**

- 200 g Kartoffeln, gewürfelt
- 100 g Lauch, in Ringe geschnitten
- 1 TL Olivenöl
- 500 ml Gemüsebrühe
- Salz

**Zubereitung:**

1. Olivenöl in einem Topf erhitzen und den Lauch darin weich dünsten.
2. Kartoffeln hinzufügen und kurz mitdünsten.
3. Mit Gemüsebrühe auffüllen, salzen und 20 Minuten köcheln lassen, bis die Kartoffeln weich sind.
4. Teilweise pürieren für eine cremige Konsistenz und heiß servieren.

**Nährwerte (pro Portion):** Kalorien 200 | Fett 5 g | Kohlenhydrate 35 g | Protein 4 g

# 73. Perlhuhn mit Kräuterfüllung

**Zubereitungszeit:** 20 Minuten | **Kochzeit:** 40 Minuten | **Portionen:** 2

**Schwierigkeiten:** Mittel

**Zutaten:**

- 2 Perlhuhn-Brüste
- 2 EL gemischte Kräuter (z.B. Petersilie, Thymian), fein gehackt
- 1 TL Olivenöl
- Salz
- 1 TL Butter

**Zubereitung:**

1. Ofen auf 180°C vorheizen.
2. Perlhuhn-Brüste salzen, mit Kräutern füllen.
3. In einer Pfanne Butter und Olivenöl erhitzen und die Perlhuhn-Brüste von allen Seiten anbraten.
4. Brüste in den Ofen geben und 30-40 Minuten garen, bis sie vollständig durchgekocht sind.
5. Heiß servieren, idealerweise mit einem leichten Salat oder gedünstetem Gemüse.

**Nährwerte (pro Portion):** Kalorien 350 | Fett 15 g | Kohlenhydrate 1 g | Protein 50 g

# 74. Veganes Kürbisrisotto

**Zubereitungszeit:** 10 Minuten | **Kochzeit:** 25 Minuten | **Portionen:** 2

**Schwierigkeiten:** Mittel

**Zutaten:**

- 150 g Kürbis, gewürfelt
- 100 g Risottoreis
- 1 TL Olivenöl
- 500 ml Gemüsebrühe
- Salz

**Zubereitung:**

1. In einem Topf Olivenöl erhitzen und den Kürbis einige Minuten anbraten, bis er leicht gebräunt ist.

2. Risottoreis hinzufügen und kurz mitbraten, bis er glasig wird.

3. Nach und nach heiße Gemüsebrühe hinzugeben, dabei ständig rühren, bis der Reis weich und cremig ist (etwa 20 Minuten).

4. Mit Salz abschmecken und warm servieren.

**Nährwerte (pro Portion):** Kalorien 280 | Fett 5 g | Kohlenhydrate 50 g | Protein 6 g

## 75. Spinat-Kichererbsen-Curry

**Zubereitungszeit:** 5 Minuten | **Kochzeit:** 20 Minuten | **Portionen:** 2

**Schwierigkeiten:** Einfach

**Zutaten:**

- 200 g Kichererbsen, gekocht
- 100 g frischer Spinat
- 1 TL Currypulver
- 1 TL Olivenöl
- Salz

**Zubereitung:**

1. In einer Pfanne Olivenöl erhitzen und das Currypulver kurz anrösten, um die Aromen freizusetzen.

2. Kichererbsen hinzufügen und gut vermischen.

3. Spinat dazugeben und unter Rühren kochen, bis er zusammenfällt.

4. Mit Salz abschmecken und heiß servieren.

**Nährwerte (pro Portion):** Kalorien 270 | Fett 7 g | Kohlenhydrate 40 g | Protein 12 g

## 76. Pochiertes Ei auf Blattspinat

**Zubereitungszeit:** 5 Minuten | **Kochzeit:** 10 Minuten | **Portionen:** 2

**Schwierigkeiten:** Einfach

**Zutaten:**

- 2 Eier
- 200 g Blattspinat
- 1 TL Olivenöl
- Salz

**Zubereitung:**

1. Spinat in einer Pfanne mit Olivenöl und einer Prise Salz kurz dünsten, bis er welk ist.
2. In einem kleinen Topf Wasser zum Kochen bringen und die Eier vorsichtig hineingeben, um sie zu pochieren (etwa 3 Minuten für weiche Eier).
3. Pochierte Eier auf dem Spinat anrichten und sofort servieren.

**Nährwerte (pro Portion):** Kalorien 180 | Fett 12 g | Kohlenhydrate 3 g | Protein 14 g

## 77. Basilikum-Hühnchen mit gedämpftem Gemüse

**Zubereitungszeit:** 10 Minuten | **Kochzeit:** 20 Minuten | **Portionen:** 2

**Schwierigkeiten:** Einfach

**Zutaten:**

- 2 Hühnerbrustfilets (je 150 g)
- 200 g gemischtes Gemüse (z.B. Karotten, Brokkoli)
- 1 TL frisches Basilikum, gehackt
- 1 TL Olivenöl
- Salz

**Zubereitung:**

1. Hühnerbrustfilets salzen und in einer Pfanne mit Olivenöl von beiden Seiten anbraten, bis sie goldbraun sind.
2. Gemüse in einem Dämpfeinsatz dämpfen, bis es weich ist.
3. Hühnchen mit Basilikum bestreuen und zusammen mit dem Gemüse servieren.

**Nährwerte (pro Portion):** Kalorien 260 | Fett 6 g | Kohlenhydrate 10 g | Protein 40 g

## 78. Gefüllte Zucchini mit Hirse

**Zubereitungszeit:** 10 Minuten | **Kochzeit:** 25 Minuten | **Portionen:** 2

**Schwierigkeiten:** Mittel

**Zutaten:**

- 2 mittelgroße Zucchini, halbiert und ausgehöhlt
- 100 g Hirse, gekocht
- 1 TL Olivenöl
- Salz
- 1 TL frische Kräuter (z.B. Thymian), gehackt

**Zubereitung:**

1. Ofen auf 180°C vorheizen.
2. Gekochte Hirse mit Olivenöl, Salz und frischen Kräutern mischen.
3. Die Hirsemischung in die ausgehöhlten Zucchini füllen.
4. Gefüllte Zucchini im Ofen 25 Minuten backen, bis sie weich sind.
5. Warm servieren.

**Nährwerte (pro Portion):** Kalorien 220 | Fett 5 g | Kohlenhydrate 35 g | Protein 6 g

## 79. Veggie-Burger mit Süßkartoffel-Wedges

**Zubereitungszeit:** 15 Minuten | **Kochzeit:** 30 Minuten | **Portionen:** 2

**Schwierigkeiten:** Mittel

**Zutaten:**

- 2 vegane Burger-Patties
- 1 große Süßkartoffel, in Wedges geschnitten
- 1 TL Olivenöl
- Salz
- 1 TL getrockneter Rosmarin

**Zubereitung:**

1. Ofen auf 200°C vorheizen.
2. Süßkartoffel-Wedges mit Olivenöl, Rosmarin und Salz vermischen und auf ein Backblech legen.
3. Im Ofen 30 Minuten backen, bis sie knusprig und goldbraun sind.
4. Vegane Patties in einer Pfanne bei mittlerer Hitze 5 Minuten auf jeder Seite braten.
5. Burger zusammen mit den Süßkartoffel-Wedges servieren.

**Nährwerte (pro Portion):** Kalorien 450 | Fett 18 g | Kohlenhydrate 50 g | Protein 22 g

## 80. Gegrillter Barsch mit Mangosalsa

**Zubereitungszeit:** 10 Minuten | **Kochzeit:** 10 Minuten | **Portionen:** 2

**Schwierigkeiten:** Einfach

**Zutaten:**

- 2 Barschfilets (je 150 g)
- 1 reife Mango, gewürfelt
- 1 TL Olivenöl
- Salz
- Frische Kräuter (z.B. Koriander), zum Garnieren

**Zubereitung:**

1. Grill vorheizen.
2. Barschfilets salzen und mit Olivenöl bestreichen.
3. Filets etwa 5 Minuten pro Seite grillen, bis sie durchgegart sind.
4. Mango würfeln und mit gehacktem Koriander mischen.
5. Gegrillte Barschfilets mit Mangosalsa servieren.

**Nährwerte (pro Portion):** Kalorien 300 | Fett 8 g | Kohlenhydrate 25 g | Protein 30 g

## 81. Mediterraner Gemüseauflauf

**Zubereitungszeit:** 15 Minuten | **Kochzeit:** 35 Minuten | **Portionen:** 2

**Schwierigkeiten:** Mittel

**Zutaten:**

- 200 g gemischtes Gemüse (z.B. Aubergine, Zucchini, Tomaten), in Scheiben geschnitten
- 100 g Mozzarella, in Scheiben geschnitten
- 1 TL Olivenöl
- Salz
- 1 TL getrocknete italienische Kräuter

**Zubereitung:**

1. Ofen auf 180°C vorheizen.
2. Eine Auflaufform mit Olivenöl einfetten.
3. Schichten von Gemüse und Mozzarella in der Form anlegen, jede Schicht leicht salzen und mit Kräutern bestreuen.
4. 35 Minuten im Ofen backen, bis das Gemüse weich ist und der Käse geschmolzen und goldbraun ist.
5. Heiß servieren.

**Nährwerte (pro Portion):** Kalorien 250 | Fett 15 g | Kohlenhydrate 18 g | Protein 12 g

## 82. Hähnchenbrust mit Lavendel und Honig

**Zubereitungszeit:** 10 Minuten | **Kochzeit:** 20 Minuten | **Portionen:** 2

**Schwierigkeiten:** Einfach

**Zutaten:**

- 2 Hähnchenbrustfilets (je 150 g)
- 1 TL getrockneter Lavendel
- 1 TL Honig
- 1 TL Olivenöl
- Salz

**Zubereitung:**

1. Ofen auf 180°C vorheizen.
2. Hähnchenbrustfilets salzen und mit einer Mischung aus Honig und Lavendel bestreichen.
3. In einer Pfanne Olivenöl erhitzen und die Hähnchenbrüste von beiden Seiten anbraten.
4. Hähnchen in den Ofen geben und 15 Minuten backen, bis es vollständig durchgegart ist.
5. Warm servieren, idealerweise mit einem leichten Salat.

**Nährwerte (pro Portion):** Kalorien 290 | Fett 7 g | Kohlenhydrate 12 g | Protein 40 g

## 83. Gefüllte Champignons mit Kräuterquark

**Zubereitungszeit:** 10 Minuten | **Kochzeit:** 15 Minuten | **Portionen:** 2

**Schwierigkeiten:** Einfach

**Zutaten:**

- 4 große Champignons, Stiele entfernt
- 100 g Quark
- 1 TL frische Kräuter (z.B. Petersilie, Schnittlauch), fein gehackt
- 1 TL Olivenöl
- Salz

**Zubereitung:**

1. Ofen auf 180°C vorheizen.
2. Quark mit frischen Kräutern mischen und mit Salz abschmecken.
3. Champignons mit der Quarkmischung füllen und mit Olivenöl beträufeln.
4. Champignons auf ein Backblech legen und 15 Minuten backen, bis sie weich sind.
5. Heiß servieren, idealerweise mit einem grünen Salat.

**Nährwerte (pro Portion):** Kalorien 150 | Fett 5 g | Kohlenhydrate 6 g | Protein 12 g

## 84. Geröstete Rote Beete mit Feta

**Zubereitungszeit:** 10 Minuten | **Kochzeit:** 30 Minuten | **Portionen:** 2

**Schwierigkeiten:** Einfach

**Zutaten:**

- 200 g Rote Beete, gewürfelt
- 50 g Feta, zerkrümelt
- 1 TL Olivenöl
- Salz
- Einige frische Minzblätter, zur Garnierung

**Zubereitung:**

1. Ofen auf 200°C vorheizen.
2. Rote Beete mit Olivenöl und einer Prise Salz vermischen und auf ein Backblech legen.
3. Im Ofen 30 Minuten rösten, bis sie weich und leicht karamellisiert sind.
4. Geröstete Rote Beete in eine Schüssel geben, mit Feta bestreuen und mit frischen Minzblättern garnieren.
5. Warm servieren oder bei Raumtemperatur genießen.

**Nährwerte (pro Portion):** Kalorien 180 | Fett 9 g | Kohlenhydrate 18 g | Protein 6 g

## 85. Linsen-Gemüse-Pfanne

**Zubereitungszeit:** 5 Minuten | **Kochzeit:** 20 Minuten | **Portionen:** 2

**Schwierigkeiten:** Einfach

**Zutaten:**

- 100 g grüne Linsen
- 200 g gemischtes Gemüse (z.B. Karotten, Zucchini), gewürfelt
- 1 TL Olivenöl
- Salz
- 1 TL gemischte Kräuter (z.B. Thymian, Rosmarin)

**Zubereitung:**

1. Linsen gemäß Packungsanweisung kochen.

2. In einer Pfanne Olivenöl erhitzen und das Gemüse einige Minuten anbraten, bis es weich wird.

3. Gekochte Linsen zum Gemüse geben, mit Kräutern und Salz würzen und gut durchmischen.

4. Noch einige Minuten zusammen köcheln lassen, um die Aromen zu vermischen.

5. Heiß servieren.

**Nährwerte (pro Portion):** Kalorien 260 | Fett 5 g | Kohlenhydrate 40 g | Protein 12 g

## Süße und delikate Snacks und Nachspeisen

## 86. Apfel-Zimt-Crumble mit Haferflocken

**Zubereitungszeit:** 10 Minuten | **Kochzeit:** 20 Minuten | **Portionen:** 2
**Schwierigkeiten:** Einfach
**Zutaten:**

- 2 Äpfel, geschält und gewürfelt
- 50 g Haferflocken
- 1 TL Zimt
- 1 TL Honig
- 1 TL Butter (oder Kokosöl für eine vegane Variante)

**Zubereitung:**

1. Ofen auf 180°C vorheizen.

2. Äpfel in eine kleine Auflaufform geben und mit Zimt bestreuen.

3. In einer Schüssel Haferflocken mit Honig und geschmolzener Butter mischen.

4. Haferflockenmischung über die Äpfel streuen.

5. Im Ofen 20 Minuten backen, bis die Oberfläche goldbraun ist.

6. Warm oder bei Raumtemperatur servieren.

**Nährwerte (pro Portion):** Kalorien 200 | Fett 5 g | Kohlenhydrate 38 g | Protein 3 g

## 87. Bananen-Kokosmilch-Pudding

**Zubereitungszeit:** 5 Minuten | **Kochzeit:** 10 Minuten | **Portionen:** 2
**Schwierigkeiten:** Einfach

**Zutaten:**

- 1 reife Banane
- 200 ml Kokosmilch
- 1 TL Vanilleextrakt
- 1 TL Honig
- 1 TL Speisestärke

**Zubereitung:**

1. Banane pürieren und mit Kokosmilch in einem Topf mischen.
2. Vanilleextrakt und Honig hinzufügen.
3. Speisestärke in etwas kaltem Wasser auflösen und in den Topf geben.
4. Unter ständigem Rühren auf mittlerer Hitze erhitzen, bis die Mischung eindickt.
5. In Schälchen füllen und abkühlen lassen, dann kalt stellen.
6. Gekühlt servieren.

**Nährwerte (pro Portion):** Kalorien 250 | Fett 14 g | Kohlenhydrate 30 g | Protein 2 g

## 88. Geröstete Kürbiskerne mit Honig

**Zubereitungszeit:** 5 Minuten | **Kochzeit:** 10 Minuten | **Portionen:** 2

**Schwierigkeiten:** Einfach

**Zutaten:**

- 50 g Kürbiskerne
- 1 TL Honig
- Eine Prise Salz
- 1 TL Olivenöl

**Zubereitung:**

1. Ofen auf 160°C vorheizen.
2. Kürbiskerne mit Honig, Olivenöl und einer Prise Salz mischen.
3. Auf einem Backblech verteilen und 10 Minuten rösten, gelegentlich umrühren, bis sie goldbraun sind.
4. Abkühlen lassen und als Snack servieren.

**Nährwerte (pro Portion):** Kalorien 180 | Fett 14 g | Kohlenhydrate 10 g | Protein 7 g

## 89. Mango-Lassi mit Kardamom

**Zubereitungszeit:** 5 Minuten | **Kochzeit:** 0 Minuten | **Portionen:** 2

**Schwierigkeiten:** Einfach

**Zutaten:**

- 1 reife Mango, geschält und gewürfelt
- 200 ml Naturjoghurt
- 1 TL gemahlener Kardamom
- 1 TL Honig
- Eiswürfel (optional)

**Zubereitung:**

1. Mango, Naturjoghurt, Kardamom und Honig in einen Mixer geben.
2. Alles glatt pürieren. Bei Bedarf Eiswürfel hinzufügen, um den Lassi zu kühlen.
3. In Gläser füllen und sofort servieren.

**Nährwerte (pro Portion):** Kalorien 150 | Fett 2 g | Kohlenhydrate 28 g | Protein 4 g

## 90. Gedämpfte Birnen mit Zimt und Nelken

**Zubereitungszeit:** 5 Minuten | **Kochzeit:** 15 Minuten | **Portionen:** 2

**Schwierigkeiten:** Einfach

**Zutaten:**

- 2 reife Birnen, halbiert und entkernt
- 1 TL Zimt
- 4 Nelken
- 1 TL Honig

**Zubereitung:**

1. Birnenhälften in einen Dampfeinsatz legen. Zimt und Nelken über die Birnen streuen.
2. Birnen etwa 15 Minuten dämpfen, bis sie weich sind.
3. Mit Honig beträufeln und warm servieren.

**Nährwerte (pro Portion):** Kalorien 120 | Fett 0 g | Kohlenhydrate 31 g | Protein 1 g

## 91. Avocado-Schokoladenmousse

**Zubereitungszeit:** 10 Minuten | **Kochzeit:** 0 Minuten | **Portionen:** 2

**Schwierigkeiten:** Einfach

**Zutaten:**

- 1 reife Avocado
- 2 EL Kakaopulver
- 1 TL Honig
- 50 ml Mandelmilch
- 1 TL Vanilleextrakt

**Zubereitung:**

1. Das Avocado-Fruchtfleisch in einen Mixer geben.
2. Kakaopulver, Honig, Mandelmilch und Vanilleextrakt hinzufügen und alles zu einer glatten Masse pürieren.
3. In Schälchen füllen und mindestens 1 Stunde im Kühlschrank fest werden lassen.
4. Gekühlt servieren.

**Nährwerte (pro Portion):** Kalorien 240 | Fett 15 g | Kohlenhydrate 23 g | Protein 3 g

## 92. Pfannengebackene Äpfel mit Walnüssen

**Zubereitungszeit:** 5 Minuten | **Kochzeit:** 10 Minuten | **Portionen:** 2

**Schwierigkeiten:** Einfach

**Zutaten:**

- 2 Äpfel, geschält, entkernt und in Spalten geschnitten
- 1 EL Walnüsse, gehackt
- 1 TL Butter
- 1 TL Zimt
- 1 TL Honig

**Zubereitung:**

1. Butter in einer Pfanne erhitzen.
2. Apfelspalten hinzufügen und bei mittlerer Hitze anbraten, bis sie weich sind.
3. Zimt und Honig über die Äpfel geben und gut umrühren.
4. Walnüsse hinzufügen und kurz mitbraten.
5. Warm servieren.

**Nährwerte (pro Portion):** Kalorien 180 | Fett 5 g | Kohlenhydrate 34 g | Protein 1 g

## 93. Glutenfreier Käsekuchen mit Himbeeren

**Zubereitungszeit:** 15 Minuten | **Kochzeit:** 30 Minuten | **Portionen:** 2

**Schwierigkeiten:** Mittel

**Zutaten:**

- 100 g glutenfreier Kekskrümel (z.B. aus glutenfreien Haferkeksen)
- 100 g Frischkäse
- 50 g Himbeeren
- 1 TL Honig
- 1 TL Butter, geschmolzen

**Zubereitung:**

1. Ofen auf 180°C vorheizen.
2. Kekskrümel mit geschmolzener Butter mischen und als Boden in kleine Backformen drücken.
3. Frischkäse mit Honig glatt rühren und über den Keksboden geben.
4. Himbeeren auf der Käsemasse verteilen.
5. Im Ofen etwa 30 Minuten backen, bis die Füllung fest ist.
6. Abkühlen lassen und kalt servieren.

**Nährwerte (pro Portion):** Kalorien 350 | Fett 20 g | Kohlenhydrate 35 g | Protein 6 g

## 94. Erdbeer-Sorbet ohne Zucker

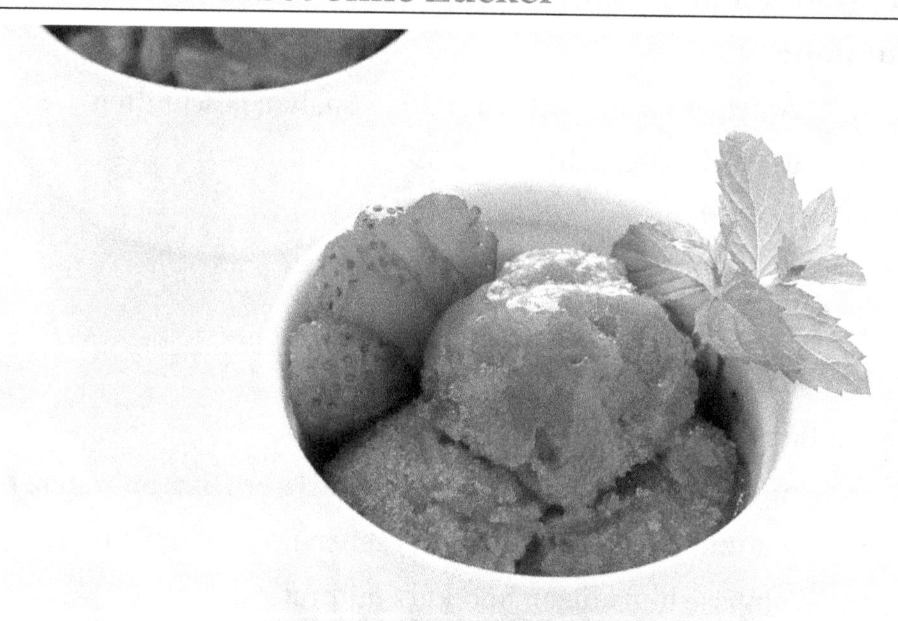

**Zubereitungszeit:** 10 Minuten | **Kochzeit:** 0 Minuten | **Portionen:** 2

**Schwierigkeiten:** Einfach

**Zutaten:**

- 200 g Erdbeeren, frisch oder gefroren
- 1 TL Honig
- Saft einer halben Zitrone
- 50 ml Wasser

**Zubereitung:**

1. Erdbeeren, Honig, Zitronensaft und Wasser in einen Mixer geben.
2. Alles zu einer glatten Masse pürieren.
3. Mischung in eine flache Schale geben und mindestens 4 Stunden oder über Nacht im Gefrierfach fest werden lassen.
4. Vor dem Servieren kurz bei Raumtemperatur stehen lassen und dann in Schüsseln kratzen.
5. Sofort servieren.

**Nährwerte (pro Portion):** Kalorien 70 | Fett 0 g | Kohlenhydrate 17 g | Protein 1 g

## 95. Chia-Pudding mit Mandelmilch und Blaubeeren

**Zubereitungszeit:** 5 Minuten | **Kochzeit:** 0 Minuten | **Portionen:** 2

**Schwierigkeiten:** Einfach

**Zutaten:**

- 30 g Chiasamen
- 200 ml Mandelmilch
- 1 TL Vanilleextrakt
- 50 g Blaubeeren
- 1 TL Honig

**Zubereitung:**

1. Chiasamen, Mandelmilch und Vanilleextrakt in einer Schüssel verrühren.
2. Mindestens 2 Stunden oder über Nacht im Kühlschrank quellen lassen.
3. Vor dem Servieren mit Blaubeeren und einem Teelöffel Honig garnieren.
4. Kalt servieren.

**Nährwerte (pro Portion):** Kalorien 180 | Fett 9 g | Kohlenhydrate 20 g | Protein 5 g

## 96. Wassermelonen-Feta-Salat mit Minze

**Zubereitungszeit:** 10 Minuten | **Kochzeit:** 0 Minuten | **Portionen:** 2
**Schwierigkeiten:** Einfach
**Zutaten:**

- 200 g Wassermelone, in Würfel geschnitten
- 50 g Feta, zerkrümelt
- Einige Minzblätter, grob gehackt
- 1 TL Olivenöl
- Eine Prise schwarzer Pfeffer

**Zubereitung:**

1. Wassermelone, Feta und Minzblätter in einer großen Schüssel vermischen.
2. Mit Olivenöl beträufeln und mit einer Prise schwarzem Pfeffer würzen.
3. Sofort servieren, idealerweise gekühlt.

**Nährwerte (pro Portion):** Kalorien 150 | Fett 7 g | Kohlenhydrate 18 g | Protein 4 g

## 97. Zarte Vanillekipferl

**Zubereitungszeit:** 15 Minuten | **Kochzeit:** 10 Minuten | **Portionen:** 2
**Schwierigkeiten:** Mittel
**Zutaten:**

- 50 g Mandelmehl
- 25 g Butter, weich
- 1 TL Vanilleextrakt
- 1 TL Puderzucker
- Eine Prise Salz

**Zubereitung:**

1. Ofen auf 180°C vorheizen.
2. Alle Zutaten in einer Schüssel zu einem glatten Teig verkneten.
3. Kleine Portionen des Teigs nehmen und zu Kipferl formen.
4. Auf ein mit Backpapier belegtes Backblech legen und 10 Minuten backen, bis sie leicht goldbraun sind.
5. Auf einem Kuchengitter abkühlen lassen und mit Puderzucker bestäuben.
6. Servieren.

**Nährwerte (pro Portion):** Kalorien 220 | Fett 18 g | Kohlenhydrate 12 g | Protein 4 g

## 98. Kirsch-Kompott mit Vanille

**Zubereitungszeit:** 5 Minuten | **Kochzeit:** 10 Minuten | **Portionen:** 2

**Schwierigkeiten:** Einfach

**Zutaten:**

- 150 g Kirschen, entsteint
- 1 TL Vanilleextrakt
- 1 TL Honig
- 50 ml Wasser

**Zubereitung:**

1. Kirschen, Vanilleextrakt, Honig und Wasser in einen kleinen Topf geben.
2. Auf mittlerer Hitze zum Kochen bringen, dann Hitze reduzieren und 10 Minuten köcheln lassen, bis die Kirschen weich sind und eine leicht dickflüssige Sauce entsteht.
3. Heiß oder kalt servieren, je nach Vorliebe.

**Nährwerte (pro Portion):** Kalorien 90 | Fett 0 g | Kohlenhydrate 22 g | Protein 1 g

## 99. Vegane Schokoladen-Brownies

**Zubereitungszeit:** 10 Minuten | **Kochzeit:** 20 Minuten | **Portionen:** 2

**Schwierigkeiten:** Einfach

**Zutaten:**

- 50 g dunkle Schokolade (mindestens 70% Kakao), geschmolzen
- 50 g Apfelmus (als Ersatz für Ei)
- 30 g Mandelmehl
- 1 TL Kokosöl
- 1 TL Honig

**Zubereitung:**

1. Ofen auf 180°C vorheizen.
2. Alle Zutaten in einer Schüssel gründlich vermischen, bis eine gleichmäßige Masse entsteht.
3. Die Mischung in eine kleine, mit Kokosöl gefettete Backform geben und glatt streichen.
4. Im Ofen 20 Minuten backen, bis die Brownies fest sind.
5. Abkühlen lassen und in Stücke schneiden.
6. Servieren.

**Nährwerte (pro Portion):** Kalorien 320 | Fett 20 g | Kohlenhydrate 28 g | Protein 6 g

## 100. Kürbiskuchen mit Mandelkruste

**Zubereitungszeit:** 15 Minuten | **Kochzeit:** 30 Minuten | **Portionen:** 2

**Schwierigkeiten:** Mittel

**Zutaten:**

- 100 g Kürbispüree
- 50 g gemahlene Mandeln
- 1 TL Honig
- 1 TL Kokosöl
- 1 TL Zimt

**Zubereitung:**

1. Ofen auf 180°C vorheizen.
2. Kürbispüree, gemahlene Mandeln, Honig und Zimt in einer Schüssel gut vermischen.
3. Kokosöl in einer kleinen Kuchenform verteilen und die Kürbismasse einfüllen.
4. Im Ofen 30 Minuten backen, bis die Oberfläche fest und goldbraun ist.
5. Abkühlen lassen und servieren.

**Nährwerte (pro Portion):** Kalorien 250 | Fett 15 g | Kohlenhydrate 25 g | Protein 6 g

## 101. Reispudding mit Zimt und Rosinen

**Zubereitungszeit:** 5 Minuten | **Kochzeit:** 25 Minuten | **Portionen:** 2

**Schwierigkeiten:** Einfach

**Zutaten:**

- 50 g Rundkornreis
- 200 ml Mandelmilch
- 1 TL Zimt
- 1 TL Rosinen
- 1 TL Honig

**Zubereitung:**

1. Rundkornreis, Mandelmilch und Zimt in einem Topf zum Kochen bringen.
2. Hitze reduzieren und 20 Minuten köcheln lassen, bis der Reis weich ist.
3. Rosinen und Honig unterrühren und weitere 5 Minuten köcheln lassen.
4. Warm oder kalt servieren.

**Nährwerte (pro Portion):** Kalorien 180 | Fett 2 g | Kohlenhydrate 36 g | Protein 4 g

## 102. Kokosnuss-Reisbällchen

**Zubereitungszeit:** 10 Minuten | **Kochzeit:** 0 Minuten | **Portionen:** 2

**Schwierigkeiten:** Einfach

**Zutaten:**

- 50 g gekochter Basmatireis
- 20 g Kokosraspeln
- 1 TL Honig
- 1 TL Kokosöl
- Eine Prise Salz

**Zubereitung:**

1. Alle Zutaten in einer Schüssel vermengen, bis eine klebrige Masse entsteht.
2. Kleine Bällchen aus der Masse formen.
3. In zusätzlichen Kokosraspeln wälzen.
4. Im Kühlschrank fest werden lassen und kalt servieren.

**Nährwerte (pro Portion):** Kalorien 150 | Fett 9 g | Kohlenhydrate 16 g | Protein 1 g

## 103. Mandelkekse mit Aprikosenfüllung

**Zubereitungszeit:** 15 Minuten | **Kochzeit:** 10 Minuten | **Portionen:** 2

**Schwierigkeiten:** Mittel

**Zutaten:**

- 50 g gemahlene Mandeln
- 20 g getrocknete Aprikosen, fein gehackt
- 1 TL Honig
- 1 TL Kokosöl
- Eine Prise Salz

**Zubereitung:**

1. Ofen auf 180°C vorheizen.
2. Gemahlene Mandeln, Honig, Kokosöl und Salz in einer Schüssel zu einem Teig vermengen.
3. Kleine Teigmengen nehmen, eine Vertiefung formen und mit Aprikosen füllen.
4. Zu Keksen formen und auf ein Backblech legen.
5. Im Ofen 10 Minuten backen, bis die Ränder golden sind.
6. Abkühlen lassen und servieren.

**Nährwerte (pro Portion):** Kalorien 220 | Fett 14 g | Kohlenhydrate 20 g | Protein 4 g

## 104. Fruchtige Joghurteis-Pops

**Zubereitungszeit:** 10 Minuten | **Kochzeit:** 0 Minuten (plus Gefrierzeit) | **Portionen:** 2
**Schwierigkeiten:** Einfach

**Zutaten:**

- 200 g Naturjoghurt
- 50 g gemischte Beeren (Erdbeeren, Blaubeeren, Himbeeren), frisch oder gefroren
- 1 TL Honig
- 1 TL Vanilleextrakt

**Zubereitung:**

1. Beeren, Honig und Vanilleextrakt in einem Mixer pürieren, bis eine glatte Masse entsteht.
2. Die pürierten Beeren mit dem Naturjoghurt vermischen.
3. Die Mischung in Eisformen füllen und Stiele einsetzen.
4. Für mindestens 4 Stunden oder über Nacht im Gefrierschrank fest werden lassen.
5. Zum Servieren kurz unter warmes Wasser halten, um die Eis-Pops aus den Formen zu lösen.

**Nährwerte (pro Portion):** Kalorien 120 | Fett 3 g | Kohlenhydrate 18 g | Protein 5 g

## 105. Haferflocken-Riegel mit Trockenfrüchten

**Zubereitungszeit:** 10 Minuten | **Kochzeit:** 15 Minuten | **Portionen:** 2
**Schwierigkeiten:** Einfach

**Zutaten:**

- 50 g Haferflocken
- 30 g gemischte Trockenfrüchte (z.B. Aprikosen, Rosinen), klein gehackt
- 1 TL Honig
- 1 TL Kokosöl
- Eine Prise Zimt

**Zubereitung:**

1. Ofen auf 180°C vorheizen.
2. In einer Schüssel Haferflocken, Trockenfrüchte, Honig, Kokosöl und Zimt gut vermischen.
3. Die Mischung auf einem mit Backpapier ausgelegten Backblech gleichmäßig verteilen und leicht andrücken, um eine flache Schicht zu bilden.
4. Im Ofen 15 Minuten backen, bis die Ränder goldbraun sind.
5. Aus dem Ofen nehmen, vollständig abkühlen lassen und in Riegel schneiden.
6. In einem luftdichten Behälter aufbewahren oder sofort genießen.

**Nährwerte (pro Portion):** Kalorien 180 | Fett 7 g | Kohlenhydrate 27 g | Protein 3 g

# Kapitel 3: Umgang mit Gastritisschüben

Gastritisschübe stellen für Betroffene eine besondere Herausforderung dar, da sie oft unerwartet auftreten und mit erheblichen Beschwerden verbunden sind. Eine effektive Strategie zum Umgang mit diesen Phasen erfordert sowohl sofortige als auch langfristige Maßnahmen. In diesem Text werden wir uns eingehend mit den notwendigen Ernährungsanpassungen während akuter Schübe beschäftigen und praktische Ratschläge für die langfristige Erhaltung der Magengesundheit erörtern. Das Ziel ist es, Wege aufzuzeigen, wie Betroffene ihre Situation aktiv managen und ihre Lebensqualität nachhaltig verbessern können.

## Ernährungsanpassungen während akuter Phasen

Gastritisschübe können eine beträchtliche Herausforderung für Betroffene darstellen, da sie oft von starken Schmerzen, Übelkeit und Verdauungsstörungen begleitet sind. Während dieser akuten Phasen ist es entscheidend, die Ernährung anzupassen, um die Symptome zu lindern und die Belastung des Magens zu minimieren. Diese Anpassungen sind nicht nur eine Reaktion auf bestehende Beschwerden, sondern auch eine präventive Maßnahme, um weitere Reizungen zu verhindern und den Heilungsprozess zu unterstützen.

Die Ernährung während eines akuten Gastritisschubes sollte darauf abzielen, den Magen so wenig wie möglich zu belasten. Lebensmittel und Getränke, die üblicherweise gut verträglich sind und den Verdauungsprozess unterstützen, stehen im Vordergrund. Dabei ist es besonders wichtig, auf leichte Verdaulichkeit und niedrigen Säuregehalt zu achten.

**Schonkost ist das A und O:** Leicht verdauliche Lebensmittel wie gekochtes Gemüse, Haferbrei und Bananen können Beschwerden lindern und sind leicht für den Magen zu verarbeiten. Solche Nahrungsmittel helfen, den Magen zu beruhigen und stellen sicher, dass der Körper weiterhin mit wichtigen Nährstoffen versorgt wird, ohne die Magenschleimhaut weiter zu reizen.

**Flüssigkeitszufuhr optimieren:** Eine ausreichende Flüssigkeitsaufnahme ist während eines Gastritisschubes wesentlich. Wasser ist hierbei die beste Wahl. Es sollte darauf geachtet werden, dass koffeinhaltige Getränke wie Kaffee oder bestimmte Teesorten gemieden werden, da sie die Produktion von Magensäure anregen können. Kräutertees, wie Kamillen- oder Ingwertee, können hingegen beruhigend wirken.

**Häufige, kleine Mahlzeiten bevorzugen:** Statt drei großen Mahlzeiten sind fünf bis sechs kleinere Mahlzeiten über den Tag verteilt ratsam. Dies hält den Verdauungsprozess in Gang, ohne den Magen zu überfordern. Große Mahlzeiten können den Magen strapazieren und die Symptome verschlimmern.

**Vermeidung von fettreichen und scharfen Speisen:** Fettreiche Mahlzeiten und scharf gewürzte Speisen sind während eines Schubes besonders problematisch. Sie können die Magenschleimhäute reizen und die Produktion von Magensäure anregen. Besser sind Speisen, die mild gewürzt und fettarm sind.

**Individuelle Unverträglichkeiten erkennen:** Jeder Mensch reagiert unterschiedlich auf bestimmte Lebensmittel. Was dem einen hilft, kann bei einem anderen die Symptome verschlimmern. Es ist wichtig, dass Betroffene lernen, ihre persönlichen Trigger zu identifizieren und zu meiden. Dies kann durch ein Ernährungstagebuch unterstützt werden, in dem aufgezeichnet wird, wie der Körper auf verschiedene Lebensmittel reagiert.

Während der akuten Phase einer Gastritis ist es auch wichtig, den Stresslevel zu minimieren, da Stress die Symptome verschärfen kann. Entspannungstechniken wie tiefe Atemübungen, leichte Yoga-Übungen oder Spaziergänge an der frischen Luft können dabei helfen, den Körper zu beruhigen und die Verdauung zu unterstützen.

Eine sorgfältige Beobachtung der eigenen Ernährung und das Vermeiden von bekannten Auslösern können wesentlich dazu beitragen, die Dauer und Intensität von Gastritisschüben zu reduzieren. Die enge Zusammenarbeit mit einem Ernährungsberater oder Arzt kann helfen, individuell angepasste Ernährungspläne zu entwickeln, die nicht nur während akuter Phasen unterstützend wirken, sondern auch dazu beitragen, zukünftige Schübe zu vermeiden oder in ihrer Schwere zu mildern.

Insgesamt ist es von entscheidender Bedeutung, während eines Gastritisschubes auf den eigenen Körper zu hören und die Ernährung entsprechend anzupassen. Eine bewusste und bedachte Ernährungsweise kann einen signifikanten Unterschied im Umgang mit dieser herausfordernden Erkrankung machen und den Weg zur Besserung ebnen.

## Vorschläge für die langfristige Aufrechterhaltung

Die Bewältigung von Gastritis erfordert nicht nur kurzfristige Maßnahmen zur Linderung akuter Beschwerden, sondern auch eine langfristige Planung, um das Wohlbefinden des Magens nachhaltig zu fördern. Dieser Ansatz sollte sich durch eine stetige Anpassung der Lebensgewohnheiten, insbesondere der Ernährung, kennzeichnen. Hierbei geht es nicht nur um die Vermeidung von Schüben, sondern auch um eine generelle Verbesserung der Lebensqualität durch ein gesundes Verdauungssystem.

Regelmäßige Überprüfungen der Ernährungsgewohnheiten sind für die langfristige Gesundheit essenziell. Es ist wichtig, dass Menschen mit Gastritis lernen, auf die Signale ihres Körpers zu achten und ihre Ernährung entsprechend anzupassen. Eine ausgewogene Aufnahme von Makro- und Mikronährstoffen sichert die notwendige Versorgung des Körpers, ohne den Magen zu reizen.

Die Integration von Lebensmitteln, die die Magenschleimhaut beruhigen und entzündungshemmend wirken, sollte zur täglichen Routine werden. Lebensmittel wie Ingwer, Hafer, Aloe Vera und spezielle Kräutertees können helfen, die Magenschutzbarriere zu stärken und die Säureproduktion zu regulieren.

Die Art der Nahrungsaufnahme hat ebenfalls einen signifikanten Einfluss auf die Magengesundheit. Langsames Essen, gründliches Kauen und das Vermeiden spätabendlicher Mahlzeiten sind einfache, jedoch effektive Methoden, um die Magenbelastung zu minimieren. Ebenfalls hilfreich ist das Vermeiden von großen Mahlzeiten, die den Magen überlasten und Irritationen fördern können.

Stressmanagement ist ein weiterer zentraler Aspekt in der langfristigen Behandlung von Gastritis. Da Stress die Symptome verschärfen kann, ist es wichtig, Techniken wie Yoga, Meditation und regelmäßige körperliche Betätigung zu praktizieren, um den Stresspegel zu senken und das Risiko von Gastritisschüben zu reduzieren.

Schädliche Gewohnheiten wie der Konsum von Alkohol, Koffein und Nikotin sind bekannt dafür, den Magen zu reizen und sollten daher vermieden werden. Auch der Verzehr von stark säurehaltigen oder sehr scharfen Speisen sollte begrenzt werden.

Regelmäßige medizinische Untersuchungen sind unerlässlich, um den Zustand der Magenschleimhaut zu überwachen und frühzeitig auf Veränderungen reagieren zu können. Diese regelmäßigen Checks helfen, potenzielle Probleme frühzeitig zu erkennen und entsprechende Maßnahmen einzuleiten.

Zudem ist es wichtig, stets gut informiert zu sein. Sich über die neuesten Erkenntnisse und Behandlungsansätze auf dem Laufenden zu halten, ermöglicht es Betroffenen, fundierte Entscheidungen über ihre Gesundheit zu treffen und die Zusammenarbeit mit Ärzten und Ernährungsberatern zu optimieren.

Die erfolgreiche Bewältigung von Gastritisschüben und die langfristige Aufrechterhaltung der Magengesundheit erfordern eine sorgfältige Planung und konsequente Umsetzung der empfohlenen Ernährungs- und Lebensstiländerungen. Durch die Anwendung der erörterten Maßnahmen können Betroffene nicht nur akute Schübe effektiv managen, sondern auch die Häufigkeit und Intensität zukünftiger Episoden minimieren. Eine enge Zusammenarbeit mit medizinischen Fachkräften und eine kontinuierliche Anpassung der Strategien an die persönlichen Bedürfnisse sind entscheidend, um langfristig eine gute Verdauungsgesundheit und ein hohes Maß an Wohlbefinden zu gewährleisten.

# Kapitel 4: Ernährung und emotionales Wohlbefinden

Die Beziehung zwischen Gastritis und emotionalem Wohlbefinden ist tief und komplex. Gastritis, eine Erkrankung, die nicht nur den Körper, sondern auch die Psyche fordert, verlangt nach einer Betrachtungsweise, die über die physischen Symptome hinausgeht. Die psychologischen Auswirkungen und die Praktiken achtsamen Essens spielen eine entscheidende Rolle bei der Gestaltung des täglichen Lebens mit dieser Bedingung.

## Psychologische Auswirkungen von Gastritis

Gastritis ist nicht nur eine körperliche Herausforderung; die Erkrankung kann auch tiefgreifende psychologische Auswirkungen haben. Die Erfahrung chronischer Schmerzen, die ständige Sorge um die Nahrungsaufnahme und die möglichen sozialen Einschränkungen können zu einer signifikanten emotionalen Belastung führen.

### Die emotionale Last von Gastritis

Chronische Gastritis kann zu einem Zustand führen, in dem Angst und Depression nicht ungewöhnlich sind. Die ständige Unsicherheit, wann und in welcher Intensität der nächste Schub eintritt, kann bei den Betroffenen zu einer permanenten Stressquelle werden. Dieser anhaltende Stress kann das Risiko für eine Reihe von emotionalen Problemen erhöhen, darunter Angststörungen und depressive Episoden. Die Angst vor Schmerzen oder die Angst, durch die Ernährung einen neuen Schub auszulösen, kann zu einer eingeschränkten Lebensweise führen, die das soziale Leben und die persönliche Freiheit beeinträchtigt.

### Der Einfluss auf Selbstwahrnehmung und Selbstwertgefühl

Gastritis kann auch die Art und Weise beeinflussen, wie Menschen sich selbst sehen und wertschätzen. Die Erkrankung kann zu Gefühlen der Hilflosigkeit führen, besonders wenn die Symptome schwer zu kontrollieren sind. Das Gefühl, von einer chronischen Krankheit "beherrscht" zu werden, kann das Selbstwertgefühl untergraben und zu einem Rückzug aus sozialen Aktivitäten führen. Menschen mit Gastritis berichten oft, dass sie sich isoliert fühlen, da sie das Gefühl haben, dass andere ihre ständige Beschäftigung mit Nahrung und Gesundheit nicht nachvollziehen können.

## Die Rolle von Stress und psychosomatischen Reaktionen

Die Wechselwirkung zwischen Stress und Gastritis ist besonders bemerkenswert. Stress wird nicht nur als ein Trigger für Gastritisschübe angesehen, sondern auch als eine direkte Folge der Angst vor der Erkrankung selbst. Diese bidirektionale Beziehung verstärkt oft die Symptome und kann die Erkrankung verschlimmern. Darüber hinaus können psychosomatische Reaktionen auftreten, bei denen psychologischer Stress zu realen körperlichen Symptomen führt, die über das übliche Spektrum von Gastritis hinausgehen.

## Strategien zur Bewältigung der psychologischen Auswirkungen

Es ist entscheidend, dass Menschen mit Gastritis Zugang zu Ressourcen und Strategien haben, die ihnen helfen, mit den psychologischen Auswirkungen ihrer Erkrankung umzugehen. Psychotherapie, insbesondere kognitive Verhaltenstherapie, kann effektiv sein, um Coping-Strategien zu entwickeln, die den Umgang mit chronischen Schmerzen und Angst verbessern. Selbsthilfegruppen oder Therapiegruppen können ebenfalls unterstützend wirken, indem sie einen Raum bieten, in dem Betroffene Erfahrungen austauschen und Verständnis finden können.

## Die Bedeutung von Bildung und Information

Eine fundierte Aufklärung über Gastritis kann ebenfalls dazu beitragen, einige der psychologischen Belastungen zu mindern. Das Verständnis der Mechanismen, die zu den Symptomen führen, und das Wissen, welche Behandlungsoptionen zur Verfügung stehen, können Betroffenen helfen, ein Gefühl der Kontrolle zurückzugewinnen. Dies kann die Angst vor der Unvorhersehbarkeit der Krankheit reduzieren und den Betroffenen ermöglichen, aktive Schritte zur Verbesserung ihrer Situation zu unternehmen.

Die psychologischen Auswirkungen von Gastritis sind tiefgreifend und vielschichtig. Sie reichen von alltäglichen Anpassungen im Lebensstil bis hin zu tiefen emotionalen und psychischen Herausforderungen. Für eine effektive Behandlung ist es entscheidend, nicht nur die körperlichen, sondern auch die emotionalen Bedürfnisse der Betroffenen zu adressieren. Durch eine umfassende Betrachtung und Behandlung der Gastritis können nicht nur die körperlichen Symptome gelindert, sondern auch die Lebensqualität und das emotionale Wohlbefinden deutlich verbessert werden.

# Achtsamkeitstechniken und achtsames Essen

In einer Welt, in der das Tempo des Alltags oft rasant ist, kann die Praxis der Achtsamkeit eine wesentliche Rolle dabei spielen, sowohl das emotionale Wohlbefinden als auch die physische Gesundheit zu verbessern. Für Menschen, die mit Gastritis leben, bieten Achtsamkeitstechniken und das Konzept des achtsamen Essens wertvolle Ansätze, um sowohl die psychischen als auch die gastrointestinalen Symptome der Erkrankung zu managen. Diese Methoden helfen, die Verbindung zwischen Körper und Geist zu stärken und fördern einen bewussteren Umgang mit den eigenen Ernährungsgewohnheiten und Stressfaktoren.

## Was ist Achtsamkeit?

Achtsamkeit ist die Praxis, vollständig im gegenwärtigen Moment präsent zu sein, ohne zu urteilen. Diese Technik hat ihre Wurzeln in buddhistischen Meditationstraditionen, wird aber heute in vielen therapeutischen Umgebungen genutzt, um eine Vielzahl von Bedingungen zu behandeln, einschließlich Stress, Angstzuständen und chronischen Schmerzzuständen. Bei der Behandlung von Gastritis kann Achtsamkeit dazu beitragen, Stress zu reduzieren, der oft ein Auslöser für Symptome ist.

## Achtsames Essen

Achtsames Essen ist eine Anwendung der Achtsamkeitspraxis, die speziell auf das Essverhalten ausgerichtet ist. Es geht darum, jede Mahlzeit bewusst zu erleben, die Textur, den Geschmack und den Geruch der Speisen wahrzunehmen und auf die Signale des Körpers zu hören, die Sättigung und Zufriedenheit signalisieren. Für Menschen mit Gastritis kann diese Technik besonders nützlich sein, da sie dazu beiträgt, Überessen zu vermeiden und Lebensmittel zu identifizieren, die Beschwerden verursachen könnten.

## Die Vorteile von achtsamem Essen

Achtsames Essen ermöglicht es Personen mit Gastritis, eine tiefere Verbindung zu den Nahrungsmitteln herzustellen, die sie zu sich nehmen. Durch diese bewusste Verbindung können sie besser erkennen, welche Nahrungsmittel gut vertragen werden und welche die Symptome verschlimmern. Dies führt zu einer besseren Steuerung der Krankheit durch diätetische Anpassungen. Zusätzlich kann die Verlangsamung des Essens und die Erhöhung der Aufmerksamkeit für das Sättigungsgefühl dazu beitragen, das Risiko von Magenüberladung und Säurereflux zu minimieren, was wiederum die Intensität und Häufigkeit von Gastritisbeschwerden reduziert.

## Integration von Achtsamkeit in den Alltag

Die Integration von Achtsamkeit in den Alltag kann durch einfache Meditationsübungen beginnen. Kurze, tägliche Sitzungen, in denen man sich auf den Atem konzentriert oder die Aufmerksamkeit gezielt auf den gegenwärtigen Moment richtet, können helfen, ein Grundverständnis für Achtsamkeit zu entwickeln. Diese Praktiken können schrittweise erweitert werden, um speziellere Techniken wie geführte Achtsamkeitsmeditationen, die sich auf Körperwahrnehmungen, Gedanken oder Gefühle konzentrieren, einzuschließen.

## Die Rolle von Yoga und Tai Chi

Zusätzlich zur Meditation können auch körperorientierte Achtsamkeitspraktiken wie Yoga oder Tai Chi erhebliche Vorteile bieten. Diese sanften Bewegungsformen fördern nicht nur die körperliche Gesundheit durch Verbesserung von Flexibilität und Kraft, sondern unterstützen auch das emotionale Gleichgewicht und Stressmanagement. Die langsamen, bedachten Bewegungen und die Konzentration auf die Atmung während der Ausübung von Yoga oder Tai Chi können die Achtsamkeit fördern und einen entspannten Zustand herbeiführen, der die Symptome von Gastritis lindern hilft.

## Achtsamkeit als Teil der Behandlung von Gastritis

Wenn Achtsamkeitstechniken regelmäßig angewandt werden, können sie eine wirksame Ergänzung zur medizinischen Behandlung von Gastritis darstellen. Sie bieten einen Ansatz, der nicht nur die körperlichen, sondern auch die emotionalen Aspekte der Erkrankung adressiert, was zu einer umfassenden Verbesserung des Wohlbefindens führen kann.

Insgesamt ist die Achtsamkeit eine kraftvolle Methode, die Menschen mit Gastritis dabei unterstützt, ihre Ernährung bewusster zu gestalten und ihren Lebensstil so anzupassen, dass sowohl die körperliche als auch die psychische Gesundheit gefördert wird. Durch diese integrative Herangehensweise können Betroffene lernen, besser mit ihrer Erkrankung umzugehen und ihre Lebensqualität nachhaltig zu verbessern.

Die tiefgreifenden Verbindungen zwischen Ernährung, Achtsamkeit und emotionalem Wohlbefinden bei Gastritis unterstreichen die Notwendigkeit einer umfassenden Behandlungsstrategie. Durch das Verständnis der psychologischen Auswirkungen der Krankheit und die Integration von Achtsamkeit in die tägliche Routine können Betroffene eine signifikante Verbesserung ihres Zustands erfahren. Achtsames Essen und gezielte Stressreduktion sind dabei nicht nur hilfreiche Werkzeuge zur Symptomkontrolle, sondern auch essenzielle Komponenten für ein erfüllteres und gesünderes Leben trotz Gastritis. Durch die Anwendung dieser Techniken wird nicht nur die körperliche Gesundheit gestärkt, sondern auch ein resilienteres, zufriedeneres Selbst gefördert.

# Kapitel 5: 28-Tage-Ernährungsplan für die Behandlung von Gastritis

## Essensplan

| Tag | Frühstück | Mittagessen | Abendessen | Snack | Dessert |
|---|---|---|---|---|---|
| 1 | Haferflocken-Porridge mit Banane und Honig | Quinoasalat mit Gurken, Tomaten und Kräuterdressing | Hühnchen-Kokos-Suppe mit Zitronengras | Mandelkekse mit Aprikosenfüllung | Bananen-Kokosmilch-Pudding |
| 2 | Weichgekochtes Ei mit Dinkeltoast | Gedämpfte Gemüsepfanne mit Tofu und Sesamöl | Gedünsteter Schellfisch mit Kartoffeln und Dill | Wassermelonen-Salat mit Minze und Feta | Glutenfreier Käsekuchen mit Himbeeren |
| 3 | Glutenfreie Buchweizen-Pancakes mit Apfelmus | Kürbiscremesuppe mit Ingwer und Kokosmilch | Gemüserisotto mit Safran | Fruchtiger Quark mit Mango und Kokosflocken | Erdbeer-Sorbet ohne Zucker |
| 4 | Cremiger Joghurt mit geriebenem Ingwer und Birne | Lachs-Tatar mit Avocado und Dill | Rührei mit gedünsteten Tomaten | Zarte Vanillekipferl | Chia-Pudding mit Mandelmilch und Blaubeeren |
| 5 | Mandelmilch-Smoothie mit Avocado und Spinat | Gebratenes Forellenfilet mit Petersilienkartoffeln | Tofu-Gemüse-Stir Fry mit Basmatireis | Gedämpfte Fruchtschalen mit Honig und Nüssen | Apfel-Zimt-Crumble mit Haferflocken |
| 6 | Quinoa-Brei mit gebratenen Äpfeln und Zimt | Zucchini-Nudeln mit Basilikumpesto | Vegetarische Paella mit Safran | Kefir mit frischen Erdbeeren und Minze | Vegane Schokoladen-Brownies |
| 7 | Warmer Hirsebrei mit Blaubeeren und | Hähnchenbrust auf Spinatbett mit Mandeldressing | Linsensuppe mit Sellerie und Karotten | Glutenfreie Haferkekse mit Datteln | Kürbiskuchen mit Mandelkruste |

| Tag | Frühstück | Mittagessen | Abendessen | Snack | Dessert |
|---|---|---|---|---|---|
| | Chiasamen | | | | |
| 8 | Leichte Reiswaffeln mit Ricotta und Gurke | Risotto mit Pilzen und Thymian | Geröstete Süßkartoffeln mit Quark | Süßkartoffel-Toast mit Avocado-Mash | Reispudding mit Zimt und Rosinen |
| 9 | Gedämpftes Omelett mit Paprika und Zucchini | Karotten-Ingwer-Suppe mit Kokoscreme | Einfaches Omelett mit Schnittlauch | Pochierte Birnen mit Walnusskruste | Kokosnuss-Reisbällchen |
| 10 | Geröstetes Hafermüsli mit getrockneten Aprikosen | Rote Beete Carpaccio mit Ziegenkäse | Ratatouille mit milden Gewürzen | Fruchtiger Quark mit Mango und Kokosflocken | Fruchtige Joghurteis-Pops |
| 11 | Haferflocken-Porridge mit Banane und Honig | Glutenfreier Buchweizenwrap mit Gemüsefüllung | Dorschfilet mit Kräuterkruste | Mandelkekse mit Aprikosenfüllung | Bananen-Kokosmilch-Pudding |
| 12 | Weichgekochtes Ei mit Dinkeltoast | Linsen-Dal mit Kurkuma und Koriander | Huhn in leichter Senf-Sahne-Sauce | Wassermelonen-Salat mit Minze und Feta | Glutenfreier Käsekuchen mit Himbeeren |
| 13 | Glutenfreie Buchweizen-Pancakes mit Apfelmus | Vegane Erbsencremesuppe mit Minze | Gegrillte Forelle mit Zitronenbutter | Fruchtiger Quark mit Mango und Kokosflocken | Erdbeer-Sorbet ohne Zucker |
| 14 | Cremiger Joghurt mit geriebenem Ingwer und Birne | Wildreis mit gedünstetem Brokkoli und Karotten | Seelachsfilet auf Spinatbett | Zarte Vanillekipferl | Chia-Pudding mit Mandelmilch und Blaubeeren |

| Tag | Frühstück | Mittagessen | Abendessen | Snack | Dessert |
|-----|-----------|-------------|------------|-------|---------|
| 15 | Mandelmilch-Smoothie mit Avocado und Spinat | Zartes Putensteak mit Süßkartoffelpüree | Auberginen-Moussaka ohne Béchamel | Gedämpfte Fruchtschalen mit Honig und Nüssen | Apfel-Zimt-Crumble mit Haferflocken |
| 16 | Quinoa-Brei mit gebratenen Äpfeln und Zimt | Lachs-Tatar mit Avocado und Dill | Tofu-Gemüse-Stir Fry mit Basmatireis | Kefir mit frischen Erdbeeren und Minze | Vegane Schokoladen-Brownies |
| 17 | Warmer Hirsebrei mit Blaubeeren und Chiasamen | Gegrillte Paprika mit Quinoa-Füllung | Rührei mit gedünsteten Tomaten | Glutenfreie Haferkekse mit Datteln | Kürbiskuchen mit Mandelkruste |
| 18 | Leichte Reiswaffeln mit Ricotta und Gurke | Bunte Gemüse-Quiche ohne Teig | Kartoffel-Lauch-Suppe | Süßkartoffel-Toast mit Avocado-Mash | Reispudding mit Zimt und Rosinen |
| 19 | Gedämpftes Omelett mit Paprika und Zucchini | Kalte Gurkensuppe mit Joghurt und Dill | Perlhuhn mit Kräuterfüllung | Pochierte Birnen mit Walnusskruste | Kokosnuss-Reisbällchen |
| 20 | Geröstetes Hafermüsli mit getrockneten Aprikosen | Spinat-Lasagne mit Ricotta | Veganes Kürbisrisotto | Fruchtiger Quark mit Mango und Kokosflocken | Fruchtige Joghurteis-Pops |
| 21 | Haferflocken-Porridge mit Banane und Honig | Gedämpfter Kabeljau mit Tomaten-Olivensalsa | Spinat-Kichererbsen-Curry | Mandelkekse mit Aprikosenfüllung | Bananen-Kokosmilch-Pudding |
| 22 | Weichgekochtes Ei mit Dinkeltoast | Pilzrisotto mit Parmesan | Basilikum-Hühnchen mit gedämpftem | Wassermelonen-Salat mit Minze und Feta | Glutenfreier Käsekuchen mit |

| Tag | Frühstück | Mittagessen | Abendessen | Snack | Dessert |
|-----|-----------|-------------|------------|-------|---------|
|  |  |  | Gemüse |  | Himbeeren |
| 23 | Glutenfreie Buchweizen-Pancakes mit Apfelmus | Zitronen-Hähnchen mit Thymian | Gefüllte Zucchini mit Hirse | Fruchtiger Quark mit Mango und Kokosflocken | Erdbeer-Sorbet ohne Zucker |
| 24 | Cremiger Joghurt mit geriebenem Ingwer und Birne | Balsamico-Rote-Bete-Salat mit Pinienkernen | Veggie-Burger mit Süßkartoffel-Wedges | Zarte Vanillekipferl | Chia-Pudding mit Mandelmilch und Blaubeeren |
| 25 | Mandelmilch-Smoothie mit Avocado und Spinat | Vegane Kichererbsen-Buletten mit Tzatziki | Gegrillter Barsch mit Mangosalsa | Gedämpfte Fruchtschalen mit Honig und Nüssen | Apfel-Zimt-Crumble mit Haferflocken |
| 26 | Quinoa-Brei mit gebratenen Äpfeln und Zimt | Spinat und Feta gefüllte Paprikaschoten | Mediterraner Gemüseauflauf | Kefir mit frischen Erdbeeren und Minze | Vegane Schokoladen-Brownies |
| 27 | Warmer Hirsebrei mit Blaubeeren und Chiasamen | Süßkartoffel-Curry mit Kokosmilch | Hähnchenbrust mit Lavendel und Honig | Glutenfreie Haferkekse mit Datteln | Kürbiskuchen mit Mandelkruste |
| 28 | Leichte Reiswaffeln mit Ricotta und Gurke | Zucchinisuppe mit Basilikumschaum | Gefüllte Champignons mit Kräuterquark | Süßkartoffel-Toast mit Avocado-Mash | Reispudding mit Zimt und Rosinen |

## Einkaufsliste

1. **Frisches und sanftes Gemüse**:
   - Wähle eine Vielfalt an antioxidativen und leicht verdaulichen Gemüsesorten. Bevorzuge grünes Blattgemüse wie Spinat und Mangold, Kürbisse, Karotten, Gurken und Süßkartoffeln. Diese Gemüsesorten sind reich an Vitaminen und helfen, die Magenschleimhaut zu beruhigen.

2. **Vollkornprodukte**:
   - Entscheide dich für Vollkornprodukte wie Quinoa, Vollkornreis, Hafer und Vollkornroggenbrot. Diese Getreidesorten sind reich an Ballaststoffen, die eine gesunde Verdauung unterstützen und die Magenschleimhaut nicht reizen.

3. **Mageres Eiweiß**:
   - Wähle magere Proteinquellen, die die Gastritis nicht verschlimmern. Füge Huhn und Pute ohne Haut, weißfleischigen Fisch, Hülsenfrüchte wie Linsen und Bohnen sowie Tofu zu deinem Einkaufswagen hinzu. Diese Proteine liefern wichtige Nährstoffe und minimieren gesättigte Fette.

4. **Magenfreundliche Fette**:
   - Integriere Quellen von einfach ungesättigten und mehrfach ungesättigten Fetten in deine Ernährung. Avocado, Leinsamen, Chiasamen, extra natives Olivenöl und Nüsse sind ausgezeichnet, um die Gesundheit des Magens zu unterstützen und Entzündungen zu reduzieren.

5. **Süße und nicht saure Früchte**:
   - Bevorzuge Früchte, die die Magensäureproduktion nicht übermäßig anregen. Äpfel, Birnen, reife Bananen, Melonen und Pfirsiche sind ideal wegen ihrer natürlichen Süße und ihres niedrigen Säuregehalts.

6. **Milchprodukte oder pflanzliche Alternativen**:
   - Schließe fettarme oder fettfreie Milchprodukte sowie pflanzliche Alternativen wie Mandelmilch, Kokosjoghurt oder pflanzliche Käse in deine Liste ein. Diese Produkte liefern Kalzium und Vitamin D, die essentiell für die allgemeine Gesundheit sind, ohne die Symptome zu verschärfen.

7. **Aromatische Kräuter und beruhigende Gewürze**:

- Verwende Kräuter und Gewürze, um deine Gerichte zu verfeinern, anstatt auf überschüssiges Salz zurückzugreifen. Ingwer, Kurkuma, Basilikum, Petersilie und Minze sind bekannt für ihre entzündungshemmenden und verdauungsfördernden Eigenschaften.

8. **Omega-3-reiche Lebensmittel**:

- Bevorzuge fetten Fisch wie Lachs, Makrele und Forelle wegen ihrer Omega-3-Fettsäuren, die helfen können, Entzündungen im Körper zu reduzieren.

9. **Gesunde Snackoptionen**:

- Für Zwischenmahlzeiten wähle herzgesunde Snacks wie rohe Nüsse, Samen oder ein Stück Obst. Vermeide verarbeitete Snacks, die reich an Salz, Zucker und ungesunden Fetten sind.

# Schlussfolgerung

Die Auseinandersetzung mit Gastritis erfordert ein tiefgreifendes Verständnis und eine sorgfältige Handhabung der verschiedenen Aspekte dieser Erkrankung. In unserer umfassenden Betrachtung haben wir die medizinischen, ernährungsbezogenen und psychologischen Dimensionen beleuchtet, die für ein effektives Management von Gastritis entscheidend sind.

## Zusammenfassung der wichtigsten Punkte

Im Verlauf unserer umfassenden Erörterung über Gastritis haben wir eine Vielzahl von Aspekten beleuchtet, die für das Verständnis und die effektive Behandlung dieser komplexen Erkrankung wesentlich sind. Von den grundlegenden Definitionen und Ursachen über spezifische Ernährungsrichtlinien bis hin zu den psychologischen Auswirkungen und Achtsamkeitstechniken wurden verschiedene Bereiche detailliert betrachtet, um ein ganzheitliches Bild der Gastritis zu zeichnen und praktische Lösungen für Betroffene anzubieten.

**Die medizinischen Grundlagen von Gastritis** wurden zu Beginn unserer Diskussion dargelegt, um ein solides Verständnis der verschiedenen Formen – akut und chronisch – sowie der häufigsten Ursachen wie Helicobacter pylori-Infektionen, den Missbrauch von NSAIDs und andere Risikofaktoren zu schaffen. Diese Informationen sind entscheidend, um die Symptome und den Verlauf der Krankheit zu verstehen und die Grundlage für die weiteren Empfehlungen zu legen.

**Ernährungsanpassungen spielen eine zentrale Rolle** bei der Behandlung von Gastritis. Die Differenzierung zwischen "freundlichen" und "feindlichen" Lebensmitteln, das Verständnis für die Bedeutung von Makro- und Mikronährstoffen und die Ausarbeitung von speziellen Diätvorschlägen bieten Betroffenen konkrete Handlungsoptionen. Diese diätetischen Maßnahmen sind darauf ausgerichtet, die Symptome zu lindern, den Heilungsprozess zu unterstützen und langfristig die Lebensqualität zu verbessern.

**Psychologische Aspekte und emotionales Wohlbefinden** wurden ebenso ausführlich behandelt, um die oft unterschätzten psychischen Belastungen, die mit Gastritis einhergehen können, zu adressieren. Techniken wie achtsames Essen und die Integration von Achtsamkeit in den Alltag wurden als effektive Strategien vorgestellt, um nicht nur mit den physischen, sondern auch mit den emotionalen Herausforderungen der Krankheit umzugehen.

**Praktische Anleitungen zur Schmerzbewältigung und Stressreduktion** sind weitere Schlüsselaspekte, die den Betroffenen helfen, den Umgang mit akuten Schüben und langfristigen Beschwerden zu verbessern. Das Verständnis dafür, wie Stress und Ernährung interagieren und sich gegenseitig beeinflussen können, bildet eine wichtige Grundlage für die Selbstfürsorge und das Management der Erkrankung.

Jeder dieser Punkte ist integraler Bestandteil eines umfassenden Ansatzes zur Behandlung von Gastritis. Die vorgestellten Informationen und Techniken ermöglichen es den Betroffenen, informierte Entscheidungen zu treffen und aktiv an der Verbesserung ihres Gesundheitszustands mitzuwirken. Das übergeordnete Ziel dieser Erörterungen ist es, den Lesern nicht nur das notwendige Wissen zu vermitteln, sondern auch praktische Werkzeuge an die Hand zu geben, mit denen sie ihre Erkrankung effektiv managen und ihr Wohlbefinden steigern können.

In der Zusammenfassung dieser wichtigen Punkte spiegelt sich das Bestreben wider, Gastritis nicht nur als eine medizinische Herausforderung zu betrachten, sondern als eine Erkrankung, die eine integrative Betrachtungsweise erfordert, die sowohl körperliche als auch psychologische Aspekte berücksichtigt. Diese ganzheitliche Sichtweise ist entscheidend, um nicht nur die Symptome zu behandeln, sondern auch die Lebensqualität der Betroffenen langfristig zu verbessern und ihnen ein aktives, erfülltes Leben zu ermöglichen.

## Ermutigung für die bevorstehende Reise

Die Diagnose und das Leben mit Gastritis können zweifellos eine Herausforderung darstellen, doch es ist eine, die mit dem richtigen Wissen, den richtigen Werkzeugen und einer zielgerichteten Einstellung bewältigt werden kann.

## Verstehen Sie Ihre Erkrankung

Das Wichtigste, was Sie tun können, ist, Ihre Erkrankung zu verstehen. Wissen ist Macht, und eine fundierte Kenntnis über Gastritis – ihre Ursachen, Symptome und Behandlungsmöglichkeiten – ermöglicht es Ihnen, aktive Entscheidungen über Ihre Gesundheitsversorgung zu treffen. Sie sind nicht allein auf ärztliche Anweisungen angewiesen, sondern können selbst zur Stärkung Ihrer Gesundheit beitragen.

## Nehmen Sie Ihre Ernährung selbst in die Hand

Die Ernährung spielt eine zentrale Rolle bei der Bewältigung von Gastritis. Indem Sie lernen, welche Lebensmittel Ihre Symptome lindern und welche sie verschlimmern, können Sie Ihre Ernährung entsprechend anpassen und so die Kontrolle über Ihre Gesundheit zurückgewinnen. Es geht nicht darum, auf alles zu verzichten, was Ihnen Freude macht, sondern darum, ein Gleichgewicht zu finden, das Ihrem Körper guttut.

## Entwickeln Sie eine Routine

Routinen können bei der Bewältigung chronischer Erkrankungen eine große Hilfe sein. Indem Sie regelmäßige Mahlzeiten planen, sich Zeit für Entspannung und Bewegung nehmen und regelmäßige medizinische Check-ups wahrnehmen, schaffen Sie eine Struktur, die es Ihrem Körper und Geist ermöglicht, sich bestmöglich zu regenerieren und zu stärken.

## Praktizieren Sie Achtsamkeit

Achtsamkeit und achtsames Essen sind nicht nur Methoden zur Stressbewältigung, sondern auch Wege, um eine tiefere Verbindung zu Ihrem Körper herzustellen und dessen Signale besser zu verstehen. Diese Praktiken können Ihnen helfen, sich nicht von Schmerz und Unbehagen überwältigen zu lassen, sondern in jedem Moment bewusst Entscheidungen zu treffen, die Ihre Gesundheit fördern.

## Suchen Sie Unterstützung

Sie müssen diesen Weg nicht alleine gehen. Die Unterstützung durch Familie, Freunde, Fachleute und auch Selbsthilfegruppen kann entscheidend dafür sein, wie gut Sie mit Ihrer Krankheit leben können. Zögern Sie nicht, Hilfe zu suchen und sich mit anderen auszutauschen, die ähnliche Erfahrungen machen.

Eine positive Einstellung kann einen erheblichen Einfluss auf Ihre Gesundheit haben. Es ist verständlich, dass man bei einer Diagnose wie Gastritis zunächst verzweifelt ist. Doch Hoffnung und Zuversicht sind mächtige Werkzeuge. Konzentrieren Sie sich auf Ihre Fortschritte, feiern Sie kleine Erfolge und halten Sie sich vor Augen, dass viele Menschen mit Gastritis ein vollwertiges und glückliches Leben führen.

### Seien Sie geduldig mit sich selbst

Der Umgang mit Gastritis ist oft ein langwieriger Prozess, und Rückschläge können passieren. Es ist wichtig, geduldig mit sich selbst zu sein und sich daran zu erinnern, dass jede Anstrengung zählt. Jeder Schritt, den Sie zur Verbesserung Ihrer Gesundheit unternehmen, ist ein Erfolg, und mit der Zeit werden Sie Wege finden, die es Ihnen ermöglichen, trotz Ihrer Erkrankung ein erfülltes Leben zu führen.

Ihr Weg mag herausfordernd sein, doch mit den richtigen Strategien und einer unterstützenden Gemeinschaft können Sie die Kontrolle über Ihr Wohlbefinden zurückgewinnen und optimistisch in die Zukunft blicken.

## Glossar der Begriffe

In der Auseinandersetzung mit Gastritis und den damit verbundenen Behandlungs- und Lebensstilanpassungen begegnen uns zahlreiche Fachbegriffe und Konzepte. Um ein tieferes Verständnis dieser Themen zu ermöglichen und die Kommunikation zwischen Betroffenen, medizinischem Fachpersonal und Angehörigen zu erleichtern, wird hier ein umfassendes Glossar relevanter Begriffe bereitgestellt.

**1. Gastritis:** Eine Entzündung der Magenschleimhaut, die akut oder chronisch auftreten kann. Sie manifestiert sich häufig durch Symptome wie Magenschmerzen, Übelkeit, Verdauungsstörungen und Völlegefühl.

**2. Helicobacter pylori (H. pylori):** Ein Bakterium, das häufig mit der Entwicklung von Gastritis und Magengeschwüren in Verbindung gebracht wird. Es ist bekannt dafür, dass es in der säurehaltigen Umgebung des Magens überleben kann und oft eine langfristige Behandlung erfordert.

**3. NSAIDs (Nichtsteroidale Antirheumatika):** Eine Klasse von Medikamenten, die häufig zur Schmerzlinderung eingesetzt werden, aber bei langfristiger Anwendung das Risiko für die Entwicklung von Gastritis und Magengeschwüren erhöhen können.

**4. Probiotika:** Lebende Mikroorganismen, oft als „gute" oder „nützliche" Bakterien bezeichnet, die zur Gesundheit des Verdauungstrakts beitragen können, indem sie das Gleichgewicht der Darmflora unterstützen.

**5. Antioxidantien:** Moleküle, die den Körper vor Schäden durch freie Radikale schützen können. Sie sind in vielen Lebensmitteln zu finden und spielen eine Rolle bei der Prävention von Entzündungen.

**6. Makronährstoffe:** Die Hauptnährstoffe, die der Körper benötigt, um Energie zu gewinnen und physiologische Funktionen aufrechtzuerhalten. Dazu gehören Kohlenhydrate, Proteine und Fette.

**7. Mikronährstoffe:** Vitamine und Mineralstoffe, die in kleineren Mengen benötigt werden, aber entscheidend für zahlreiche Körperfunktionen sind, einschließlich der Unterstützung des Immunsystems und der Zellreparatur.

**8. Achtsamkeit:** Eine Praxis, die die gezielte Aufmerksamkeit auf den gegenwärtigen Moment in einer nicht wertenden Weise fördert. In Bezug auf Gastritis kann sie helfen, das Bewusstsein für die Reaktionen des Körpers auf Nahrung und Stress zu schärfen.

**9. Achtsames Essen:** Eine spezifische Anwendung der Achtsamkeit auf das Essverhalten, die dazu dient, jeden Bissen bewusst zu genießen und auf Signale des Körpers wie Hunger und Sättigung zu achten.

**10. Stressmanagement:** Techniken und Methoden, die darauf abzielen, Stress zu reduzieren, was besonders wichtig für die Verwaltung von Gastritis ist, da Stress die Symptome verschlimmern kann.

**11. Entzündung:** Eine natürliche Reaktion des Körpers auf Schädigung oder Infektion, die durch Rötung, Schwellung und Schmerzen gekennzeichnet ist. Bei Gastritis ist die Entzündung auf die Magenschleimhaut beschränkt.

**12. Eliminationsdiät:** Ein Ernährungsansatz, bei dem systematisch bestimmte Lebensmittel ausgeschlossen werden, um diejenigen zu identifizieren, die Symptome wie die von Gastritis verschlimmern.

**13. Gastrointestinaltrakt:** Der Verdauungstrakt, der vom Mund bis zum Anus reicht und in dem die Nahrungsaufnahme, Verdauung und Ausscheidung stattfinden.

**14. Säureblocker:** Medikamente, die die Produktion von Magensäure reduzieren, um Symptome der Gastritis zu lindern und den Heilungsprozess der Magenschleimhaut zu unterstützen.

**15. Psychosomatik:** Ein Bereich der Medizin, der sich mit den Wechselwirkungen zwischen psychischen und körperlichen Prozessen befasst und wie emotionale und psychologische Faktoren körperliche Symptome beeinflussen können.

Dieses Glossar soll als nützliche Ressource dienen, um die komplexen Informationen und Konzepte, die in der Diskussion über Gastritis auftreten, zu klären. Es unterstützt Betroffene und deren Angehörige dabei, ein besseres Verständnis der Erkrankung und ihrer Behandlung zu entwickeln, wodurch eine informierte und proaktive Rolle in der Gesundheitspflege möglich wird.

# SCAN ME

SCANNE HIER,

UM DEN BONUS

HERUNTERZULADEN

www.ingramcontent.com/pod-product-compliance
Lightning Source LLC
Chambersburg PA
CBHW081843250726

48659CB00008B/2588